カロリ　にせず食べて
健康に痩せる

コンビニ3《SAN》品《PIN》ダイエット

すぐマネできる

手間なく簡単

著
齋藤好美

監修
東京慈恵会医科大学附属病院 栄養部
濱 裕宣

かんき出版

はじめに

1日3食、きちんと食べて、痩せて、健康になる!

「ダイエットしたい、痩せたい」と思うものの、運動が苦手。カロリー計算は面倒。甘いものの誘惑には勝てない。食べすぎたらとにかく食べる量を減らす。減らしすぎてお腹が空いて、次の食事はたくさん食べてしまう。そんなことを繰り返しているうちに、いつのまにか「ダイエットは明日から」になってしまう。

そんな経験に心当たりはありませんか? 私にはあります。

かつて、今より15キロも太っていて、「食事の量を減らす」タイプのダイエットにはげんだ私は、体調を崩して入院。そのときの血液検査で、**太っているのに栄養失調と診断されました。**

そう、実は、痩せられないと悩んでいる方の中には、食事の量やカロリーの高低ではなく、**「栄養バランスが偏っているから、なかなか痩せない」**という方が潜んでいるんです。
実際に私も、食事の内容を見直したところ、**無理な食事制限や断食もすることなく、サプリもなし、ハードな運動もしないで、半年で体重は7キロ、体脂肪率は8%も減らすことができました**。そして、**無理なくキープすることができています**。

「バランスのとれた食事をするなんて、できたら苦労しない！」という声が聞こえてきそうです。わかります。私も双子の子どもを持つ主婦でしたから、手間のかかるダイエットは無理でした。そこで、私のように忙しい主婦でも、簡単に毎日に取り入れることができる方法はないものか……と試行錯誤して、**「糖質×タンパク質×食物繊維」の3つをそろえるだけ**、という食事法にたどり着きました。

本書ではこれを誰でも簡単に始められるように、**「コンビニで3品選ぶだけ」**にして、朝・昼・夜、それぞれ7食ずつ、イラストで紹介します。

自然に痩せる体になっていくうえに、どんどん健康的になる食事です。ぜひ楽しみながら、挑戦してみてください。

齋藤好美

「コンビニ3品ダイエット」って、どんなダイエット？

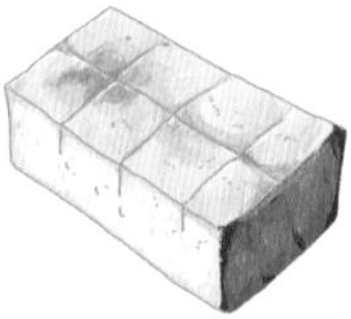

A

1食の中に「糖質」「タンパク質」「食物繊維」をそろえる「痩《や》せ食《しょく》トライアングル」で食べていくダイエット！

運動なし！

運動すれば、体を動かした分お腹が空きますが、さほどカロリーは消費されていません。たとえば、体重が50キロの人が1時間歩いたとして、消費カロリーは150キロカロリー前後。ご飯1杯程度です。

でも運動した達成感から、つい「このくらいなら食べてもいいかな」と思いがち。しかも「運動すればいいや」と思って食べすぎてしまって、結局運動する時間がない……なんてことも。**運動に頼ることなく、食べることで体重、体型をコントロールできる**ようにして、運動は体を引き締める目的で、おまけ程度に考えるとちょうどいいかもしれません。

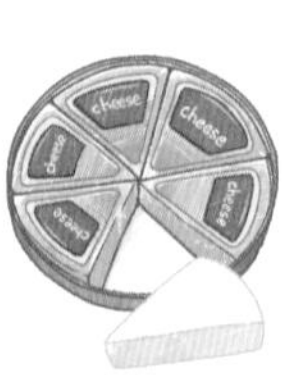

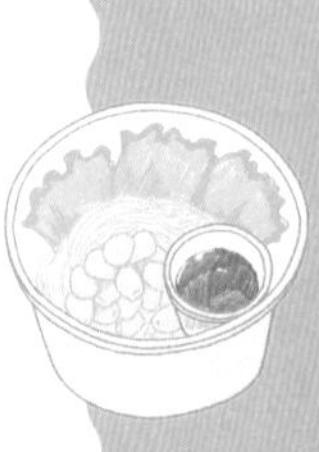

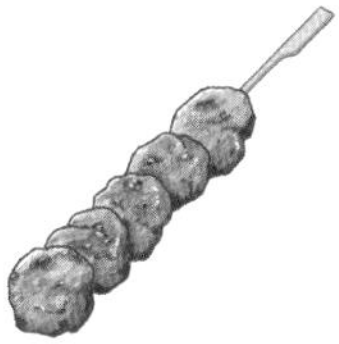

カロリー計算なし！

食事制限をして、カロリーの低い野菜ばかり食べたとしたら、カロリーは抑えられても、栄養が偏ってしまいます。**カロリー計算よりも、大切なのは「何を食べるか」という食事の内容**です。

組み合わせが重要！

食事をしたのにすぐにお腹が空いてしまう方は、食事の組み合わせに問題があるかもしれません。ご飯、パンなどの糖質ばかり、もしくはサラダなどの野菜ばかり、肉、魚といったタンパク質だけ……。**食事の内容が偏っていると、腹持ちがとても悪く、すぐにお腹が空いてしまうことがある**のです。

それを解決するのが「痩せ食トライアングル」です。

この本をマネして食べるだけで、自然と痩せる体になります！

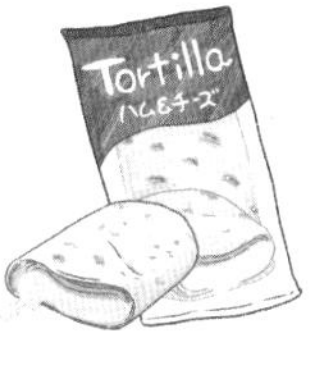

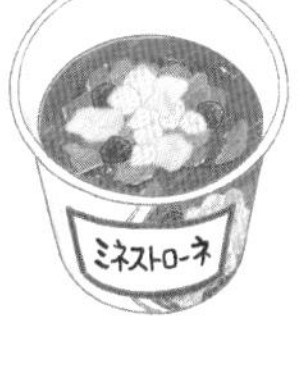

「コンビニ3品ダイエット」には うれしい効果がいっぱい！

5万食以上の食事にアドバイスをしてきた中で、「痩せる」以外のこんな変化も報告いただいています。

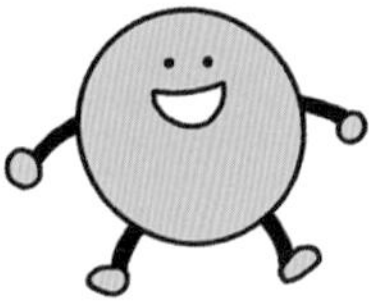

肌荒れが
いつのまにか
なくなった

ガサガサだった
かかとが、
ツルツルになって
夏にサンダルが
履けるようになった

どこの皮膚科に
行っても
治らなかった
手荒れが
なくなった

お通じが
解消された

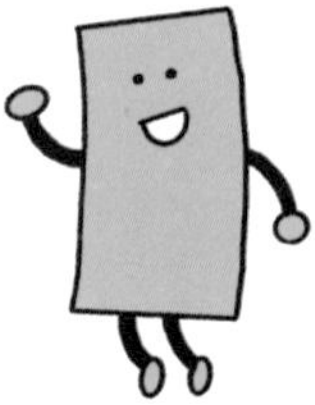

疲れにくくなり、
ニンニク注射を
しなくても
よくなった

むくみが
なくなった

体温が
上がっている

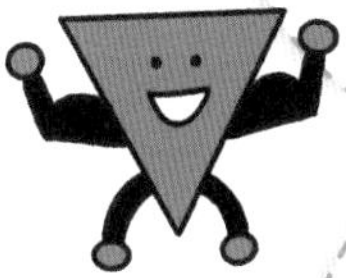

肌の色が
ワントーン
明るくなった

お菓子を食べずには
いられなかったのが、
食べなくても
平気になった

口内炎が
できなく
なった

自分のことが
以前より
ずっと好きに
なれた

「私でもできた」と
自信が
持てるように
なった

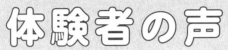

「痩《や》せ食《しょく》トライアングル」で食事をした体験者の声

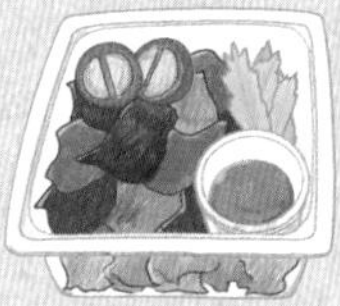

ここ何年も、痩せたいけど痩せない……の葛藤の日々だったので、少しずつ痩せていくことにビックリ。急激に痩せることはできませんでしたが、**約3キロマイナス**はすごくうれしいことです！ **実は肌もしっとり毛穴レスになってきて**、ほめられ肌になってきました！ これからも食事のバランスを考えて、長期的に少しずつ痩せていけたらいいなぁと思います。

（40代主婦）

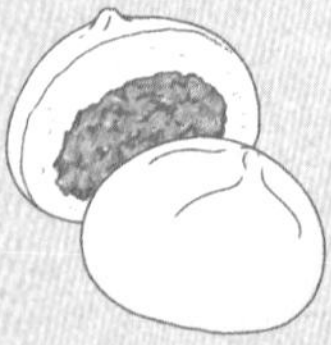

久しぶりに軽井沢に行って店員さんにオススメされて、**なんとXSサイズのカーディガンを購入**してきました～。痩せてシルエットが変わってくると、いろいろチャレンジしてみたくなって、テンションも上がりいいことだらけです。

（40代主婦）

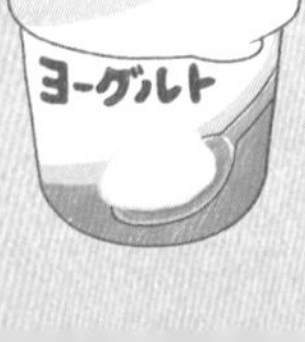

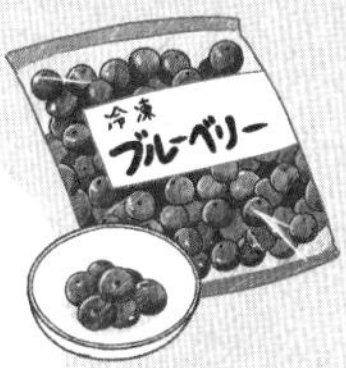

おいしいものも大好き、お酒も大好きでも、2カ月半でスルっと4キロ痩せることができました。飲み会・食事会の次の日は絶食、食べることを我慢する毎日、そうやって「ダイエット」しているつもりなのに、痩せませんでした。でも、朝ごはんを見直したところ、**8年間まったく変わらなかった体重が減り、スッキリ体型**になりました。 (50代主婦)

芋類や根菜類は太ると思い、ほとんど口にせず、野菜は葉ものばかり食べていました。それでもまったく痩せませんでした。でも、**今ではなんでも食べます。** (50代主婦)

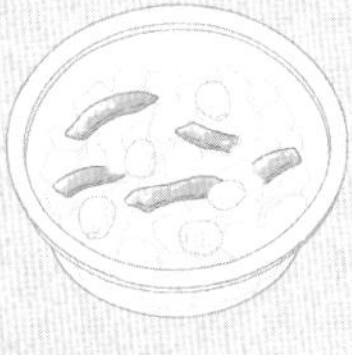

お肌は以前よりも透明感が出て、ツヤも出てくるようになりました。履けなくなったパンツも、履けるようになりました! お友達にも痩せた? と言われるようになりました。(40代主婦)

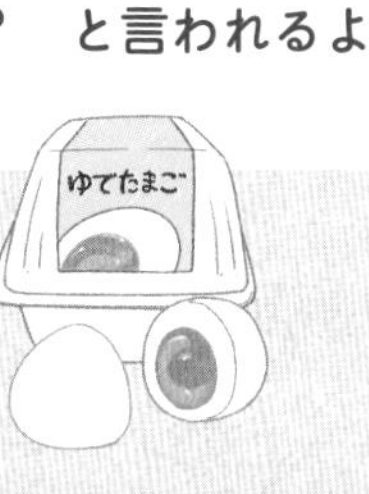

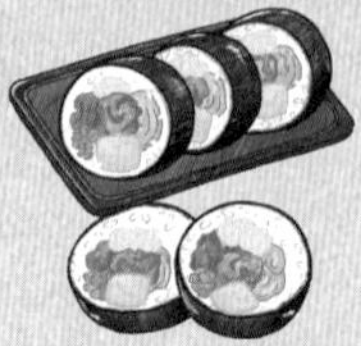

どんどん体重が増えて悩んでいたのが、**どんどん体重が落ちていきました♪**　今でも少しずつ落ちていっています。このままいくと体重なくなるんじゃないかと思うくらいです（笑）　５キロ減って、やっと顔がシュッとして、**鏡を見るたび出ていたため息が、笑顔に変わりました！**

（40代主婦）

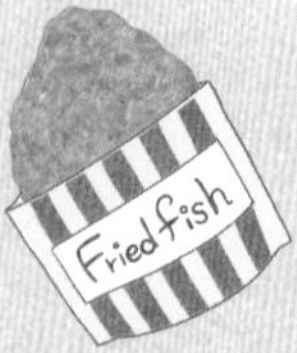

70キロから瞬間64キロまで減りました。ジグザグしながらも減る傾向です。おなかが邪魔で自分の足の爪を切れなかったのが、自分で切れるようにもなりました。**肌もきれいになりましたし、爪が折れなくなって、**きちんと爪切りで切れる硬さになりました。爪の先のほうの半分は白濁して縦皺がすごいけど、**この３カ月で生えてきた爪はピンクで皺がありません。**

（50代主婦）

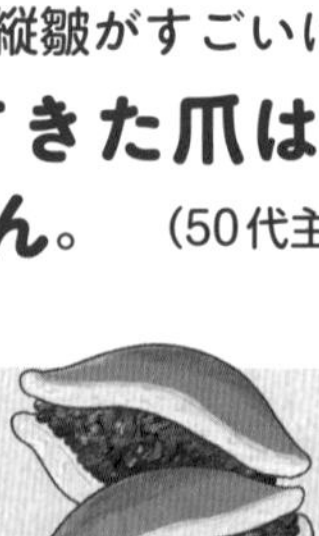

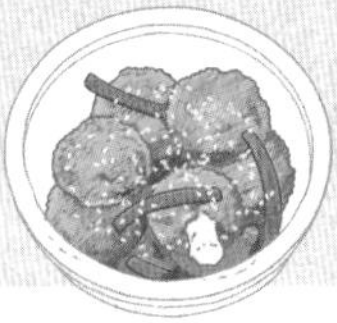

肌は潤いを実感し、髪が抜けにくくなっている気がしています。いつも着ているテニスウェアがゆるくなりました。**体重は2キロ、体脂肪は2%くらい減りました。**
今週、健康診断なので、楽しみです！　(40代主婦)

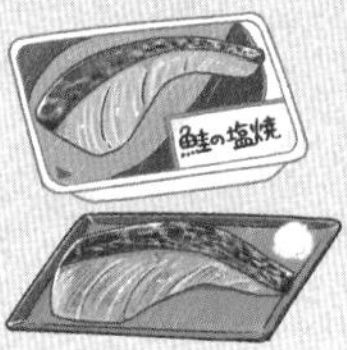

体重は、63.4キロから57.4キロと、**6キロ減**。体脂肪率は、29.5%から25.5%と、**4%減**。肌の調子もいいです。気づけば、**この冬は風邪をひかなかったです。**　(40代主婦)

体重が約5キロ減りました。肌の調子はすぐ変化があり、**ファンデーションのノリが違いました。ウエストは約3センチ減。**Lサイズのスカートやパンツがゆるくなりました。　(40代主婦)

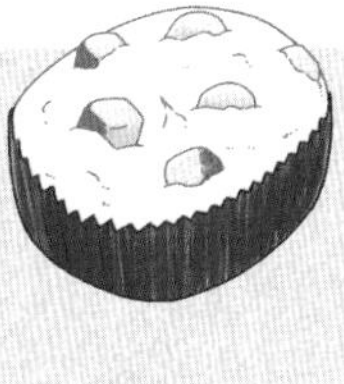

監修者の言葉

昔から「太るのは簡単、痩せるのは一苦労」と言われるように、ダイエットは簡単ではありません。とくに食事制限をするダイエットは、「我慢と忍耐と根性」が必要で、このようなものは長続きするわけがありません。

また、食事を極端に制限することによって、栄養不足となり、筋肉量が減り、基礎代謝量が減って、結局太りやすい体になってしまいます。


そこでこの「コンビニ3品ダイエット」をご活用いただくと、**我慢せず、無理なくダイエットに取り組むことができます。**

著者が言うように「糖質」「タンパク質」「食物繊維」を意識して、食品選びをすればよいのです。

コンビニ商品には必ず栄養表示がされています。何にどのくらい「糖質」「タンパク質」「食物繊維」が含まれているか、**計算する必要はありません。『意識』することが重要です。**

この『意識』だけで読者のみなさんに変化が見られると思います。

そうすると、コンビニでの食品選びが楽しくなってくるはずです。

ぜひ、本書をお読みいただき、我慢せず、無理せずに「コンビニ3品ダイエット」を楽しんで実践していただけると幸いです。

東京慈恵会医科大学附属病院
栄養部 部長　濱 裕宣

もくじ

第2章　腹持ちをよくする！　昼のコンビニ3品ダイエット

第3章

胃に優しく！　夜のコンビニ3品ダイエット

第4章

コンビニ3品ダイエットを続けるコツ

第5章

コンビニ3品ダイエットの種明かし

ブックデザイン：藤塚尚子（etokumi）
食品イラスト：深蔵
DTP：ニッタプリントサービス

イントロダクション

「糖質×タンパク質×食物繊維」を選ぶだけ！

ルール①
「糖質・タンパク質・食物繊維」の3つをそろえる！

朝はコーヒーだけ、お昼はおにぎりだけ、夜はまとめてバランスよく食べる……という食生活の方はいないでしょうか。このように、3食のうち1食だけバランスよく食べても、体が一度に吸収できる栄養素には限りがあります。**栄養は「食べ貯め」ができないのです。そのため、3食バランスよく食べることが大切**です。

でも、正直言って、「バランスよく食べる」ってものすごく面倒ですよね。だから、せめて**「糖質」「タンパク質」「食物繊維」**の3つだけでも、意識してみてください。

ダイエット中はとくに、コンビニで「何を買ったらいいかわからない」と悩んでしまい、とりあえずカロリーの低いものを選ぶと、栄養バランスが悪くなりがちです。

そこでコンビニ3品ダイエットでは、**「糖質」「タンパク質」「食物繊維」の3つを1食の中にそろえる「痩《や》せ食《しょく》トライアングル」**で食べ物を選んでいきます。

痩せ食トライアングルとは

１品の中に複数の栄養素が含まれているものもありますが、基本的には、次のような大きな分け方で考えます。

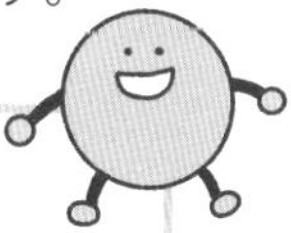

❶糖質

ご飯、パン、麺、オートミール、餅など、「炭水化物」と言われてイメージするもの。主食。

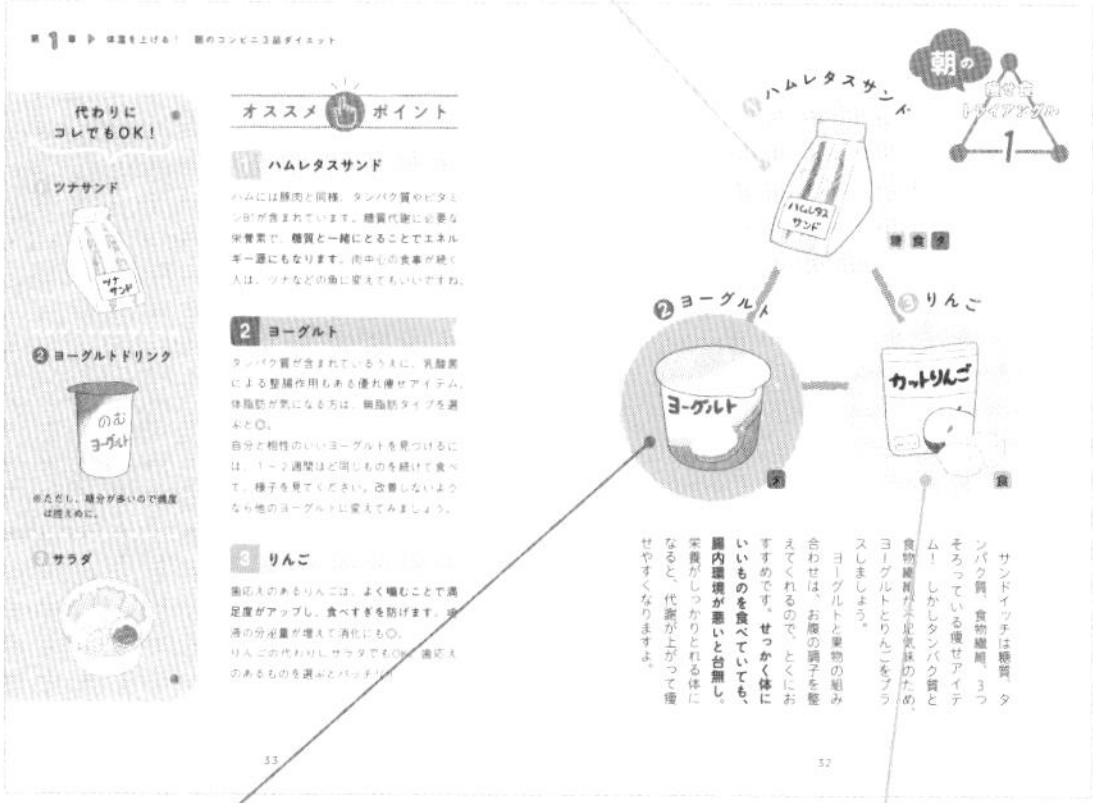

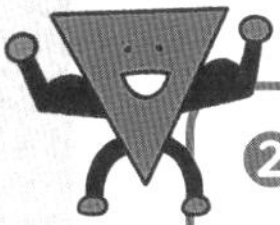

❷タンパク質

肉、魚などの主菜の他、豆腐・納豆などの豆製品、ヨーグルト・チーズなどの乳製品、卵など。

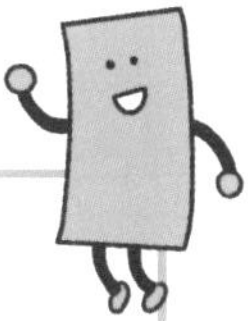

❸食物繊維

野菜、キノコ、海藻などの副菜や、果物。

ルール②
「食物繊維→タンパク質→糖質」の順に食べる！

コンビニ3品ダイエットでは、痩せ食トライアングルで選ぶこと以外に、もうひとつ大事なことがあります。**食べる順番**です。3品を選んでただ食べるのではなく、**「食物繊維→タンパク質→糖質」**という順番に食べることで、より腹持ちがよくなり、ダイエットを順調に進めていけます。野菜を先に食べることで、胃の中に野菜のネットを張るイメージです。より満腹感を感じることができ、余計なお菓子を食べてしまう機会が減ることでしょう。

また、この食べ順は、血糖値の急激な上昇も防いでくれます。血糖値が急激に上がると、脂肪がつきやすく、脂肪を溜め込みやすい体になってしまいます。さらに、血糖値が上がりすぎることで「イライラ」して、さらに「糖」を欲するようになり、必要以上に食べすぎてしまうことがあります。そういったことも防げるのです。

食べる順番の基本ルール

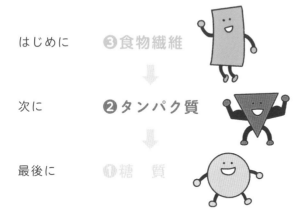

はじめに　❸食物繊維

↓

次に　❷タンパク質

↓

最後に　❶糖　質

食物繊維の食品を食べきってからタンパク質……という「ばっかり食べ」もいいですが、食物繊維やタンパク質の食品を口にしてから糖質の食品に口をつけ、その後も順番に食べる「三角食べ」でもOK！

絶対にNG→①糖質を真っ先に食べる

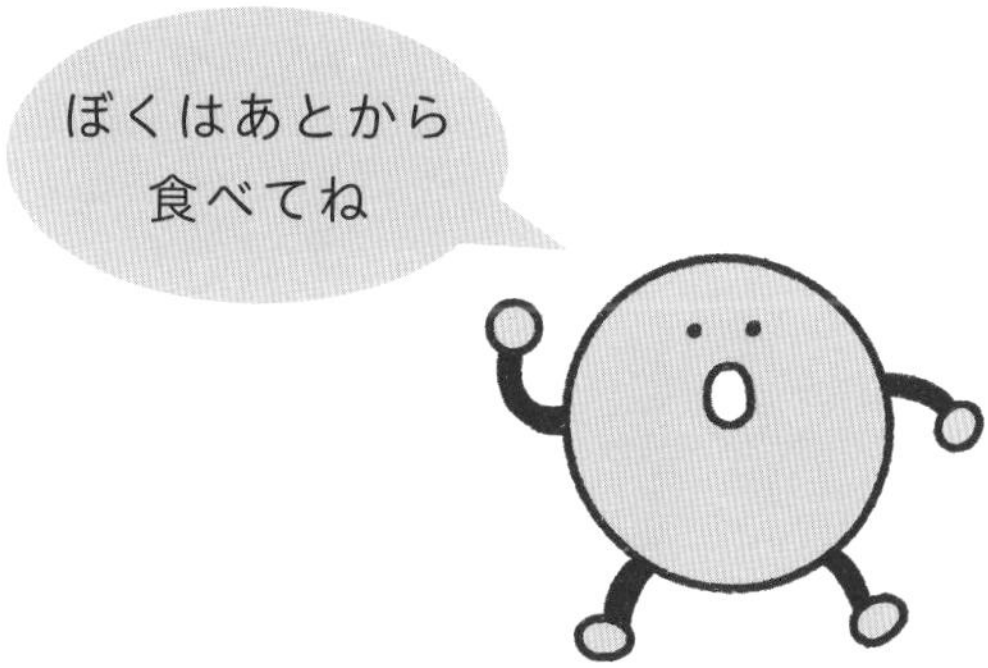

ルール③
朝・昼・夜、必ず3つそろえる！

もしかすると「糖質・タンパク質・食物繊維を組み合わせて食べるなんて、普通じゃない？」と思った方もいるかもしれません。**でも、意外とみなさん、できてないんです。**「昨日食べすぎたから、今朝は炭水化物を抜いて、野菜スープだけにしておこう」……なんて、心当たりのある方も多いのでは。**それ、NGなんです！**

いよいよ第1章から、朝・昼・夜、それぞれ7パターンの痩せ食トライアングルをご紹介します。本書では、忙しい現代人に合わせて、とくにコンビニで何を選んだらいいか、組み合わせ例をたくさん載せています。ただ、「必ずコンビニの食品を食べなくてはいけない」というわけではなく、**痩せ食トライアングルの考え方で選べば、家の食事でも、外食でもOKです！**

ご自身のライフスタイルに合わせて、お好きな場面で参考にしてみてください。

第1章

体温を上げる！
朝のコンビニ
3品ダイエット

朝ごはん選びのコツ①

朝ごはんを食べて、体温アップ！

夜から朝にかけて、胃の中に何も食べたものが入っていない状態となり、私たちの体は、朝が一番体温が低い状態になります。

朝ごはんを食べないとカロリーが抑えられて痩せられるのでは？　と思う方もいるかもしれませんが、**朝ごはんを食べることで体温が上がり、その日の消費カロリーが増える**ので、結果的には、朝ごはんを抜くより食べるほうが痩せやすいのです。

朝ごはんを食べることで、体温を上げて、血流をよくして代謝を上げましょう。胃に何か入れると腸も動き、お通じにも効果的です。

また、朝ごはんは、「1日がスタートするよ」ということを、体にも脳にもお知らせする大切な食事です。朝ごはんを食べて体温を上げれば、脳も目覚めて集中力も上がります。

体温を上げる食事のコツ

①お味噌汁やスープを食べる

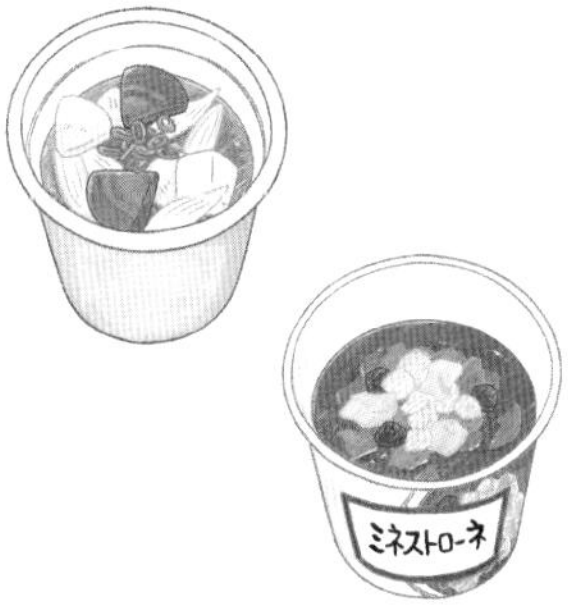

朝ごはんに温かい食べ物を選ぶのは、とってもおすすめ。お味噌汁やスープの他、ホットミルクやおかゆなどもいいですよ。

②スパイスを使う

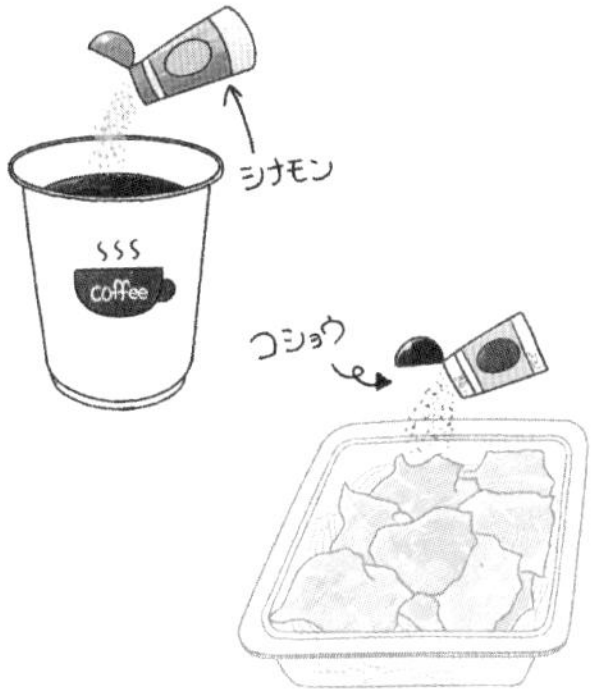

スパイスには体温を上げる働きがあります。シナモンなら、コーヒーに入れたり、バナナにかけたりしてみて。また、サラダにコショウをかけるだけでも、簡単にスパイスを使えます。

③ネギ、玉ねぎ、ニラなどを選ぶ

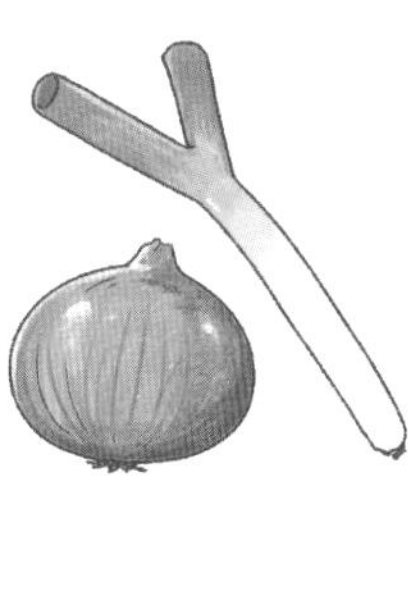

ネギ、玉ねぎ、ニラといった野菜にも、体を温めてくれる効果があるので、お味噌汁やスープの具に選んでみて。

朝ごはん選びのコツ②
果物を1品入れる

朝にとる食物繊維は、消化しやすい果物もおすすめです。果物は20〜40分ほどで胃から腸に届くと言われています。そのため、便秘気味の方の中には、初めに果物を食べ30分ほど経ってから他のものを食べると、お通じが改善するという方も多いです。

果物はスムージーなどのジュースにするより、生のまま食べるほうがおすすめ。咀嚼すると唾液がよく分泌され、唾液の分泌が増えることで、お通じも改善するのです。ジュースにするとつい飲みすぎてしまいますし、嚙んで食べることで、食事の満足度も上がります。

今時のコンビニではりんご、パイナップル、ぶどうなど、一人分のカットフルーツが売られていることが多く、手軽に食べられて便利です。また、冷凍フルーツは暑い夏にはアイス代わりにもなるので、お菓子の代わりにぴったりな間食になります。

朝におすすめの果物

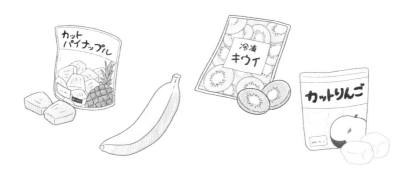

コンビニで手に入る果物の中でも、食物繊維が多いパイナップル、バナナ、キウイ、りんごなどがおすすめ！

甘いものを食べたくなる人にとっては、果物はデザート代わりにもなります。冷やすと甘く感じるもの、温めると甘く感じるものがあるので、特性によって食べ方を変えてみるのもいいです。
たとえば、バナナは温めると甘くなり、オリゴ糖も増えるのでお通じにバッチリ。パイナップルとりんごも、温めると甘みが増します。逆に、キウイは冷やすとより甘さを感じるので、冷やして食べてみてください。

朝ごはん選びのコツ③
ヨーグルトもおすすめ

朝はこれから胃や腸を動かしていく大切な時間のため、ヨーグルトなどの整腸作用のあるものを食べるのもおすすめです。ヨーグルトを選ぶときは、タンパク質が多く入っているものを選ぶとベター。

甘いジャムは、できれば入っていないほうがいいです。ただし、**ジャム入りのヨーグルトを食べることでお菓子の代わり、デザートの代わりになるようでしたら、無理にやめることはありません。**少しずつお菓子の頻度を下げて、ジャム入りヨーグルトのような痩せる間食に移行できたら、より痩せやすい体に変化します。

選び方としては、**なるべく砂糖不使用で、甘みを自分で調整できるもの。**甘味料も「カロリーゼロ」のものではなく、**カロリーはあっても、ハチミツやメープルシロップのような、ミネラルが含まれた甘味料がおすすめです。**

手作りヨーグルトドリンクで痩せ効果アップ！

ヨーグルトにレモン果汁を加えたり、ビタミンCの多いフルーツを足したりすると、カルシウムの吸収率がアップします。市販のヨーグルトドリンクは糖分が多いので、可能なら、自分で作ってみてください。

材料

・無糖ヨーグルト
・レモン果汁
・ハチミツ（またはメープルシロップ）

レモン果汁とハチミツの量はお好みで、すべて混ぜたら出来上がり！ 白い砂糖ではなくハチミツやメープルシロップなどを選ぶことで、ミネラルもとれます。

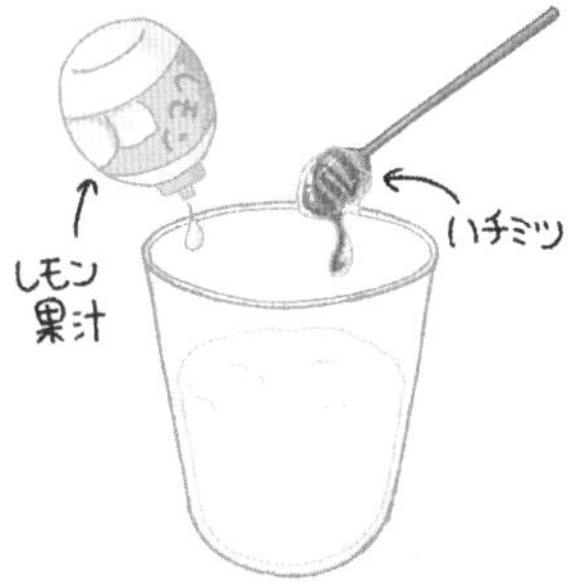

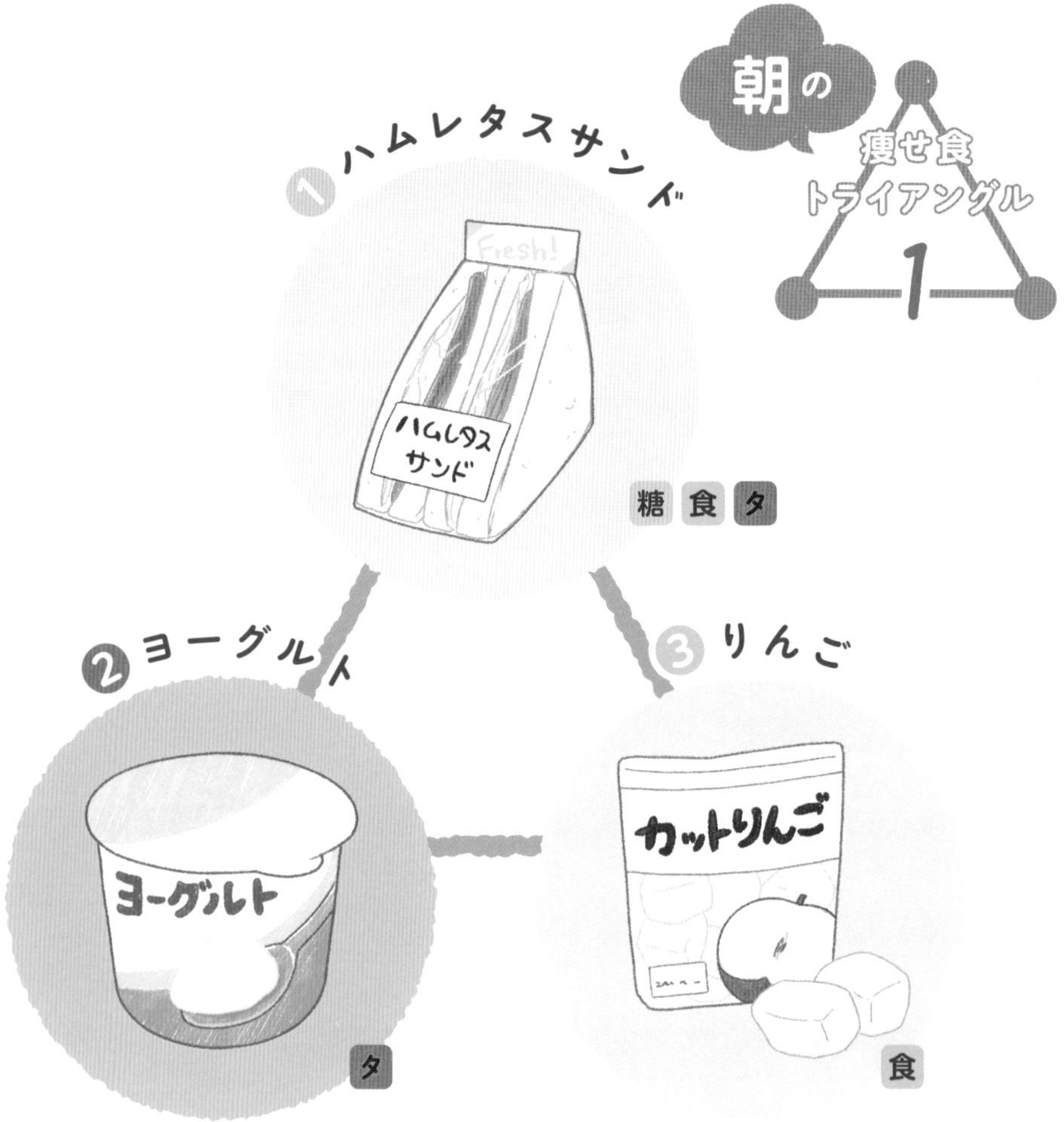
朝の
痩せ食トライアングル
1
1 ハムレタスサンド
Fresh!
ハムレタスサンド
糖 食 タ
2 ヨーグルト
ヨーグルト
タ
3 りんご
カットりんご
食

サンドイッチは糖質、タンパク質、食物繊維、3つそろっている痩せアイテム！ しかしタンパク質と食物繊維が不足気味のため、ヨーグルトとりんごをプラスしましょう。

ヨーグルトと果物の組み合わせは、お腹の調子を整えてくれるので、とくにおすすめです。**せっかく体にいいものを食べていても、腸内環境が悪いと台無し。**栄養がしっかりとれる体になると、代謝が上がって痩せやすくなりますよ。

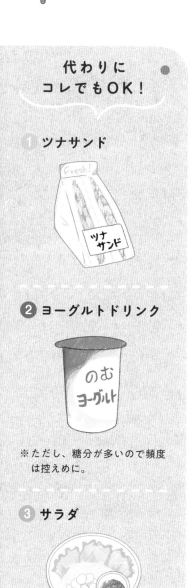

代わりにコレでもOK！

1 ツナサンド

2 ヨーグルトドリンク

※ただし、糖分が多いので頻度は控えめに。

3 サラダ

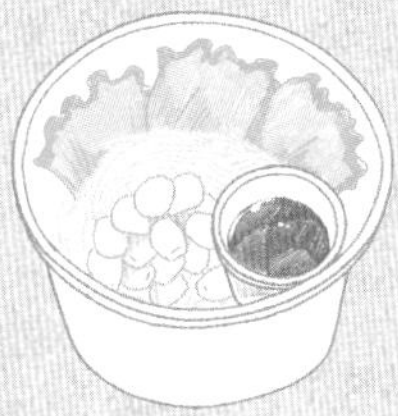

オススメポイント

1 ハムレタスサンド

ハムには豚肉と同様、タンパク質やビタミンB1が含まれています。糖質代謝に必要な栄養素で、**糖質と一緒にとることでエネルギー源にもなります**。肉中心の食事が続く人は、ツナなどの魚に変えてもいいですね。

2 ヨーグルト

タンパク質が含まれているうえに、乳酸菌による整腸作用もある優れ痩せアイテム。体脂肪が気になる方は、無脂肪タイプを選ぶと◎。

自分と相性のいいヨーグルトを見つけるには、１～２週間ほど同じものを続けて食べて、様子を見てください。改善しないようなら他のヨーグルトに変えてみましょう。

3 りんご

歯応えのあるりんごは、**よく噛むことで満足度がアップし、食べすぎを防げます**。唾液の分泌量が増えて消化にも◎。

りんごの代わりにサラダでもOK。歯応えのあるものを選ぶとバッチリ！

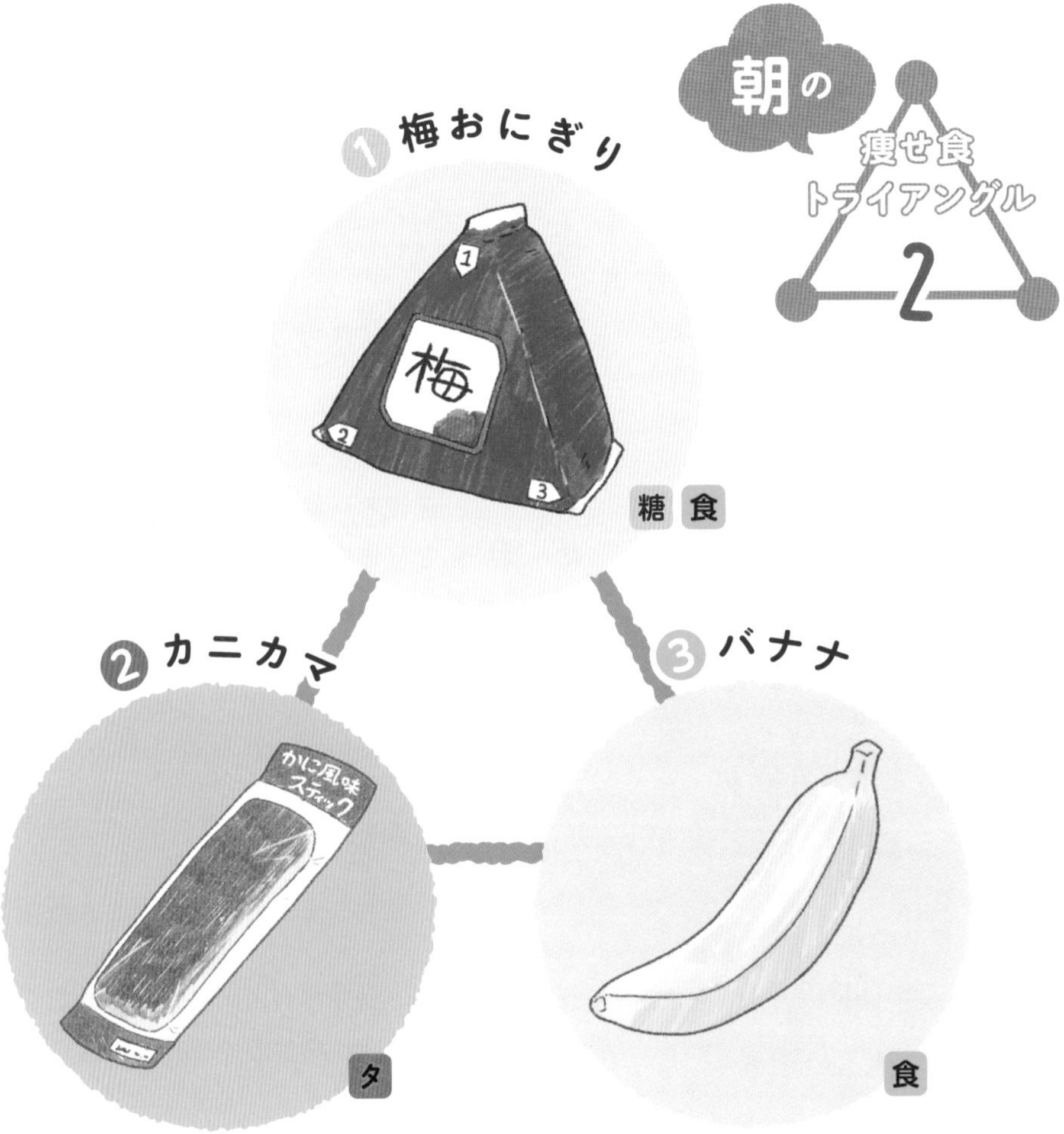

おにぎりのご飯には脂質が少ないので、ダイエットにぴったり。海苔でミネラル、食物繊維をとれるので、**海苔つきがおすすめです。**

　カニカマは魚のすり身なので、日頃、魚を食べることが少ない方におすすめ。ただし、塩分が多いので、食べすぎにはご注意を。

　おにぎり、カニカマの組み合わせはあっさりしているので、バナナを合わせてボリュームを出すと満足度が上がります。ビタミンも食物繊維も豊富です。

代わりに
コレでもOK！

①鮭おにぎり

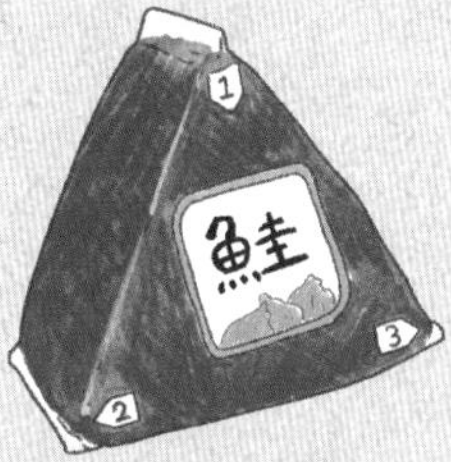

②ちくわ

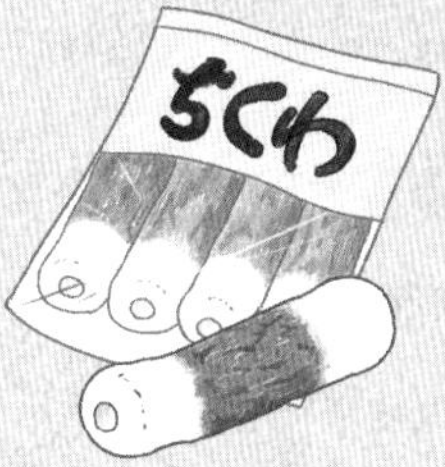

③パイナップル

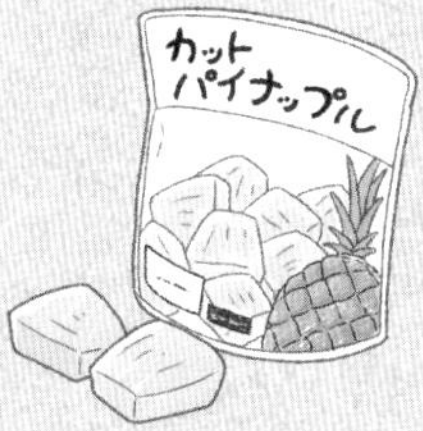

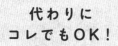

オススメポイント

1 梅おにぎり

梅干しは血糖値の急上昇を抑えてくれるので、ダイエット向き。クエン酸もとれて、疲労回復効果があるうえに、**酸味があることで食事の満足度も上がり、食後のデザートが不要になります。**

日頃タンパク質が足りないと感じる人は、鮭おにぎりにするのも◎。

2 カニカマ

脂質が少ないので、朝から肉や魚はちょっと食べられない……という方にも取り入れやすいタンパク質です。脂っこいものが好きな方、日頃から揚げ物が多い方は、こういった脂質の少ないものを選んでみて。

3 バナナ

食物繊維が豊富で、お腹の調子を整えてくれるだけでなく、食後のコレステロールの吸収も防いでくれます。また、ビタミンB群が豊富なので、糖質代謝に一役買ってくれ、**糖質と一緒に食べることでエネルギーに変わってくれます。**

朝の痩せ食トライアングル 3

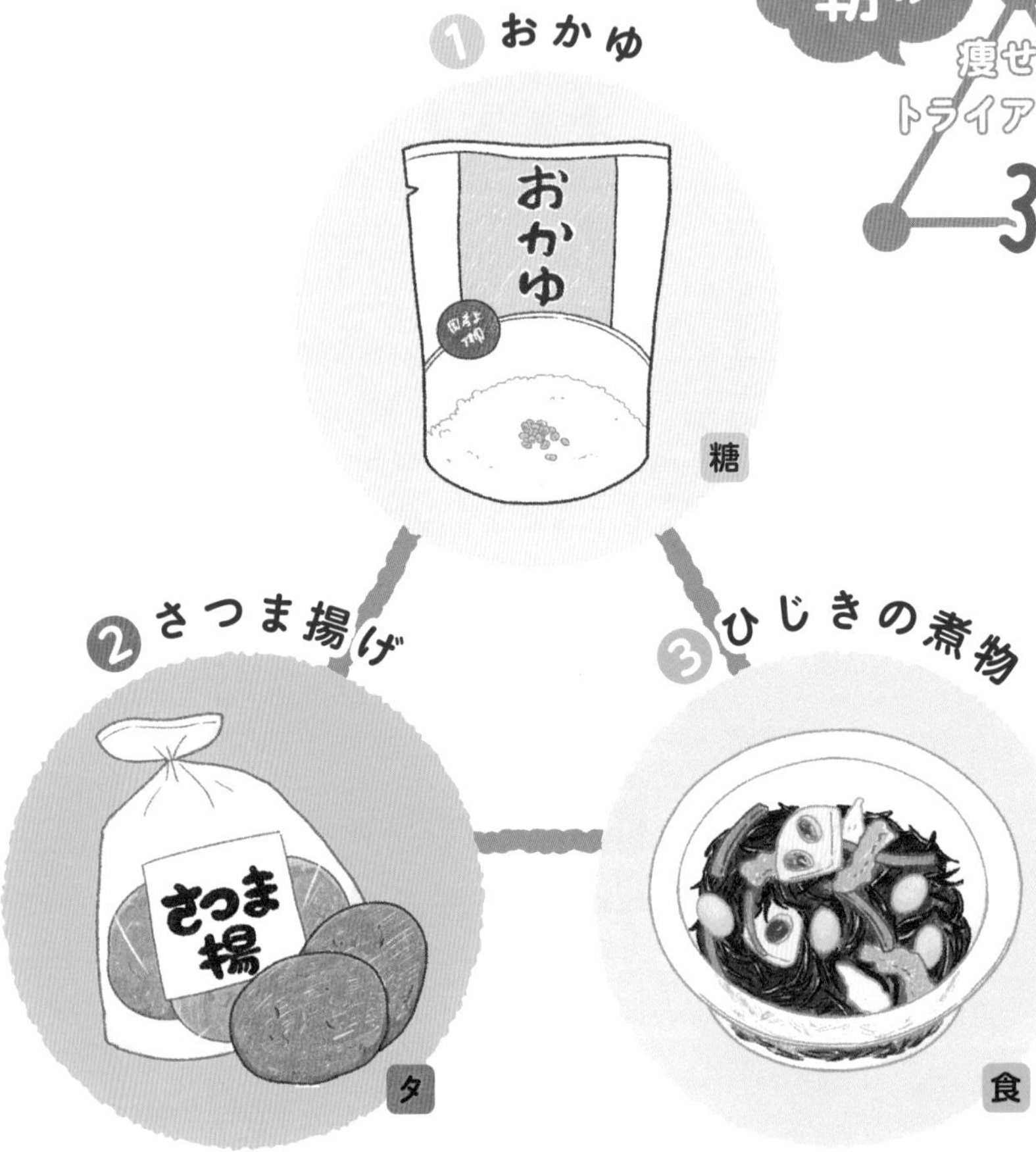

温かいものを食べたい方におすすめなのが、この組み合わせ。**起床時は体温が低いので、温かいおかゆを食べると、体温が上がり代謝も上がります。**

海藻や魚のすり身は消化しやすく、胃腸に負担がかかりません。そのため栄養もスムーズに取り込まれ、代謝が上がります。

また、ひじきはさつま揚げなどのタンパク質と一緒に食べると、吸収しづらい鉄分を効率よく吸収できます。

代わりにコレでもOK！

1 春雨スープ

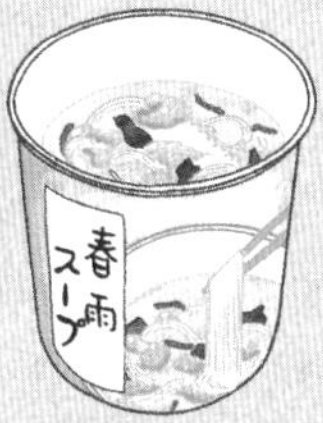

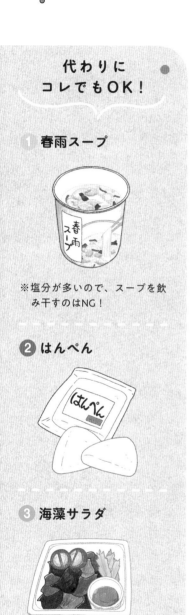

※塩分が多いので、スープを飲み干すのはNG！

2 はんぺん

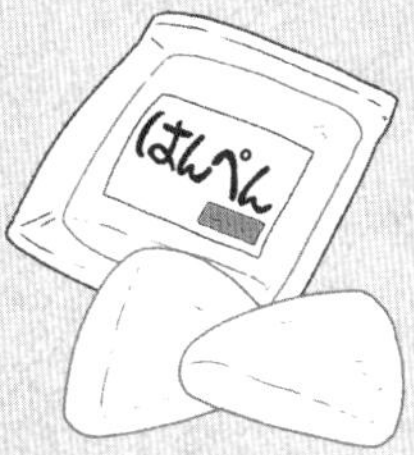

3 海藻サラダ

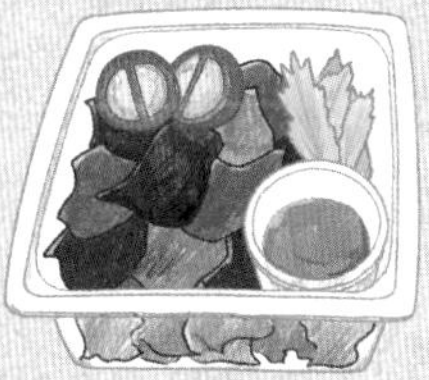

オススメポイント

1 おかゆ

ご飯の量が少なくても満足感があり、ダイエットにぴったり。余分な油も調味料も少なく、カロリーが控えめなのもうれしいです。また、**温かいものは急いで食べることができないため、時間をかけてゆっくり食べることで、血糖値の急上昇を防げます。**

2 さつま揚げ

魚のすり身なので、良質なタンパク質源であり、カルシウムも含まれています。しかも**揚げてあるので腹持ちもよく、コクがあるので満足感もあります。**

ただ、同じ魚のすり身なら、揚げていないはんぺんのほうがダイエット向き。一方ではんぺんは歯応えがなく、物足りなさが出てしまうことも。その場合は、他に噛み応えのあるものや汁物などをプラスしてみて。

3 ひじきの煮物

食物繊維が豊富で、腸内の掃除をしながら、便として老廃物を排出してくれます。さらに、腸内の善玉菌のエサになることで、善玉菌の数が増えます。

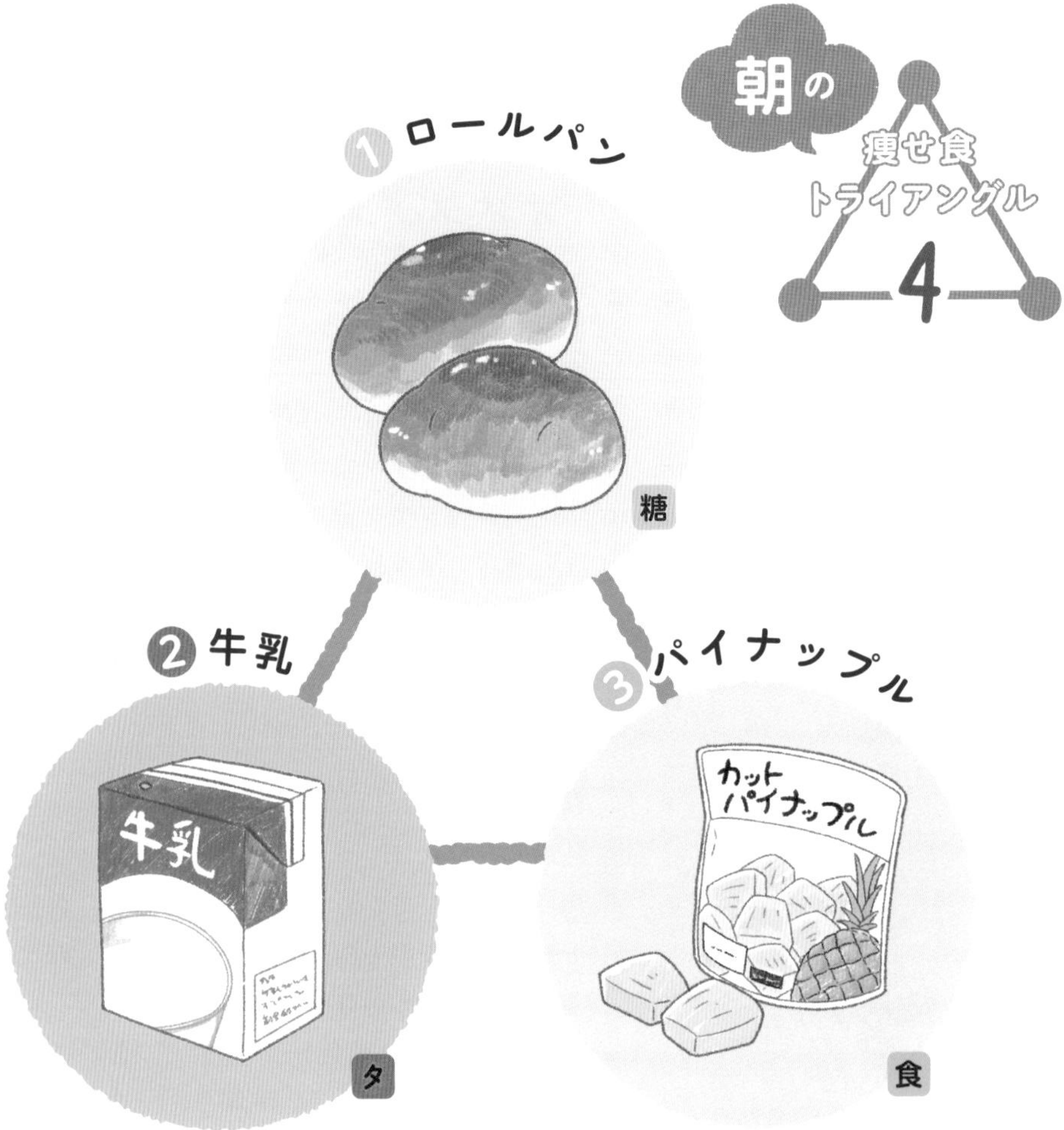

腹持ちが悪いと思われがちなパンも、組み合わせ次第で腹持ちがよくなります。

牛乳は温めると甘みを感じられ、より満足感が出ますし、体温が上がり代謝もアップします。**牛乳とビタミンCの多い果物の組み合わせはカルシウムの吸収率をアップさせる働きがあり、**ダイエットのペアリングとしてはバッチリ！

ただ食物繊維が不足気味のため、野菜スティックなどを足すのが理想的です。

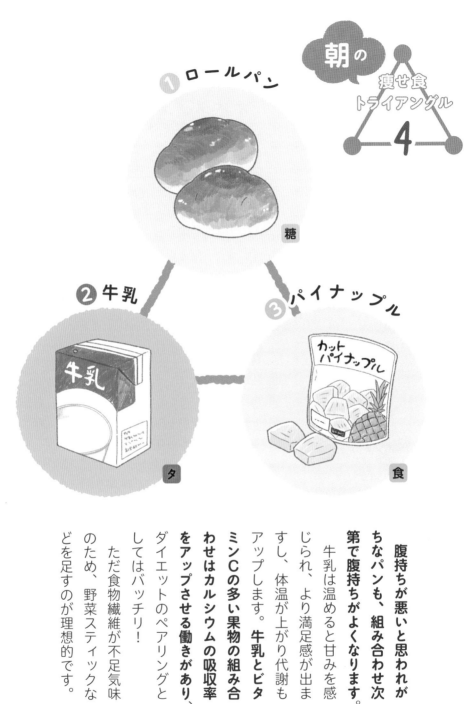

代わりにコレでもOK！

1 フランスパン

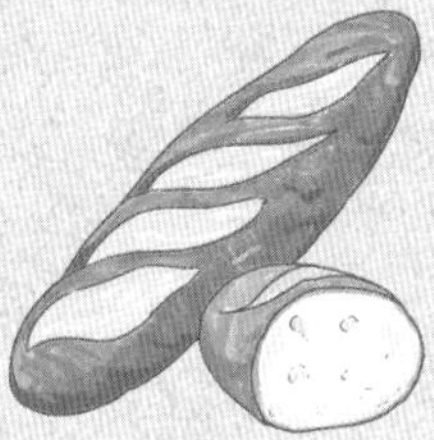

2 無調整豆乳

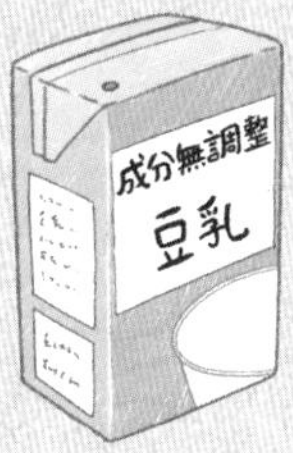

3 冷凍ブルーベリー

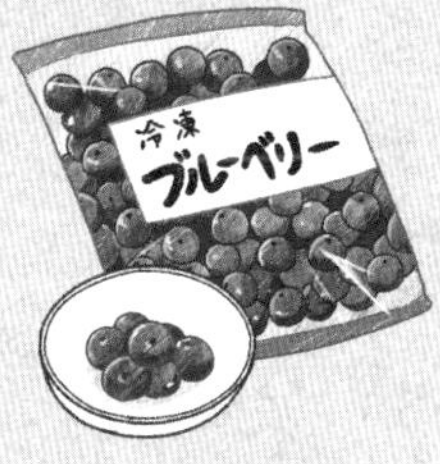

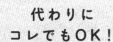

オススメポイント

1 ロールパン

消化がいいため、胃腸の調子がよくない方、胃腸が弱い方におすすめ。**歯応えがないパンなので、よく噛んで食べるのがポイントです。**

同じパンならフランスパンもOKですが、GI値※が高めなので、単体で食べないこと。歯応えがあるので、満足度は上がります。
※GI値→49ページへ

2 牛乳

牛乳に含まれるカルシウムやビタミンB群は脂肪を蓄えるのを防いでくれる効果があります。牛乳を飲むとお腹がゴロゴロしてしまう、苦手、という方は豆乳で代用可能ですが、できれば**無調整豆乳**を選んでください。

3 パイナップル

甘くてもカロリーは意外と控えめ。酵素や食物繊維も多く含まれていて、便秘解消に効果的です。**スイーツや甘いお菓子がやめられない方は、自然の甘さのものを食べて味覚を整えていく**のもダイエット成功への大事なポイントです。

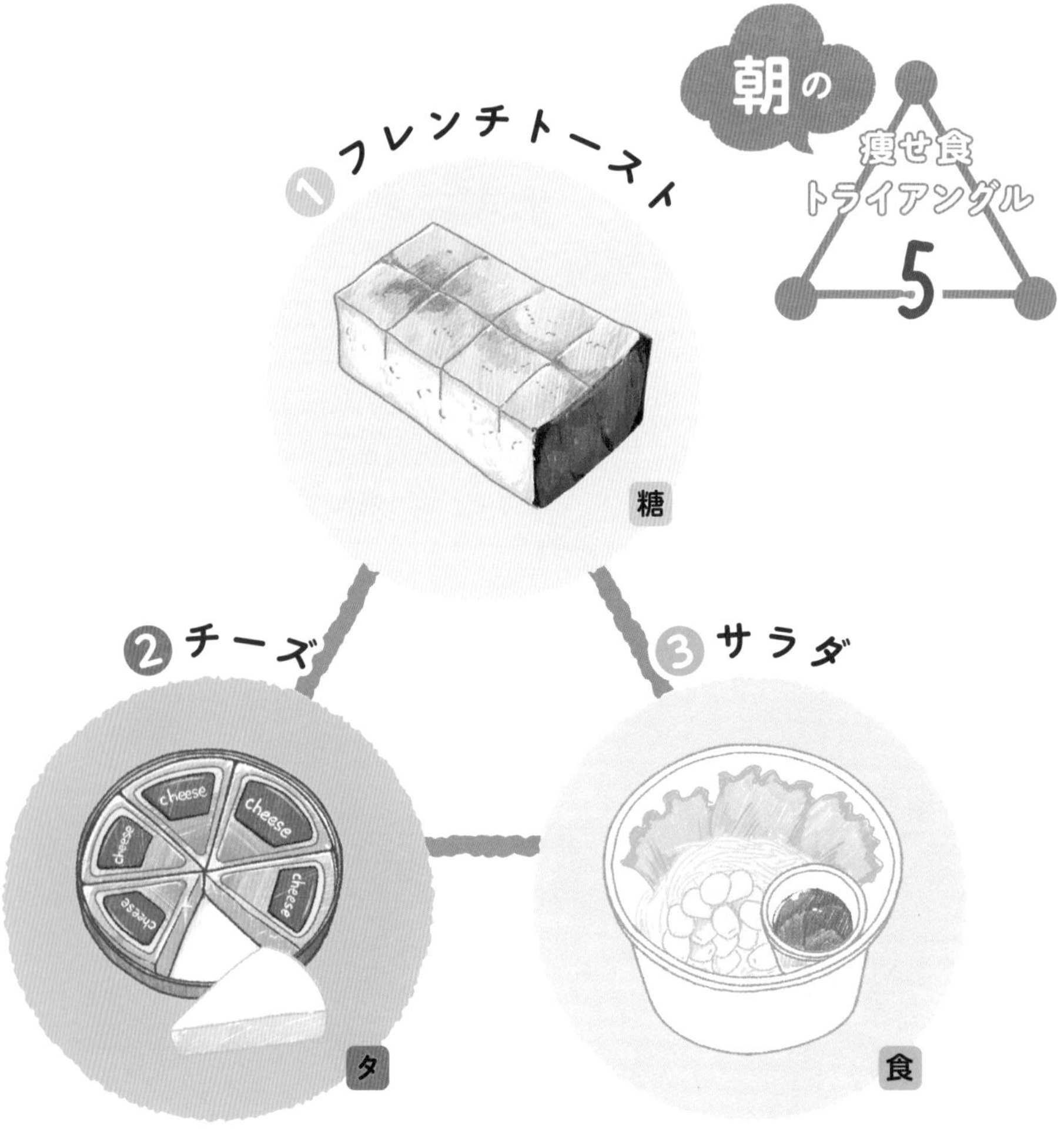

パンはそのまま食べるより、**トーストして食べるほうが消化しやすいです**。卵と牛乳が含まれているので、フレンチトースト1つでタンパク質までとれます。ただ脂質が多いので、その日の他の食事では、油は控えめにしてください。

サラダのドレッシングも、さっぱり系を選びましょう。また、フレンチトーストは柔らかいので、歯応えのあるサラダを選ぶことで、食事の満足度を上げてみてください。

代わりに
コレでもOK！

① クロックムッシュ

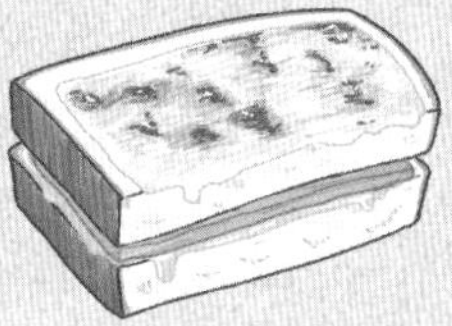

※脂質が多いので次の食事以降は脂質のとりすぎに注意。

② ヨーグルト

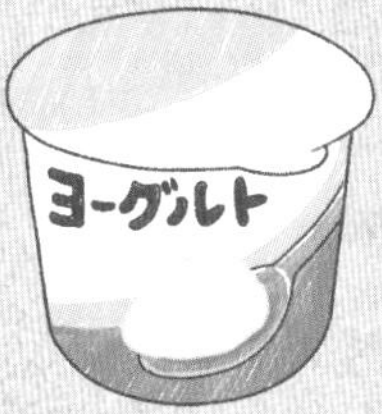

③ 野菜ジュース

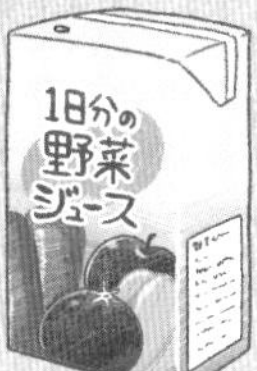

オススメポイント

1 フレンチトースト

スイーツが好きな方、甘いものがやめられない方は、**フレンチトーストを主食にしてスイーツ代わりにするのも◎**。ただ、しっかり痩せたいならシロップなどをかけるのは控えてください。

2 チーズ

朝から肉や魚を食べるのはちょっと抵抗がある、時間がない……という方に。良質のタンパク質で、必須アミノ酸もバランスよく含まれています。GI値も低く、血糖値の上昇を緩やかにしてくれるので腹持ちも◎。ただ、甘いスイーツのようなタイプのチーズはタンパク質が少ないので、甘くないものを選んで。

3 サラダ

しっかり痩せたい方は、市販のドレッシングではなく、レモン果汁や携帯用のオイル(個包装になっているもの)などを持ち歩くと◎。サラダが苦手な方や、食べる時間がないときは野菜ジュースで代用可能ですが、**「噛まずに流し込む」という食べ方はNGです**。

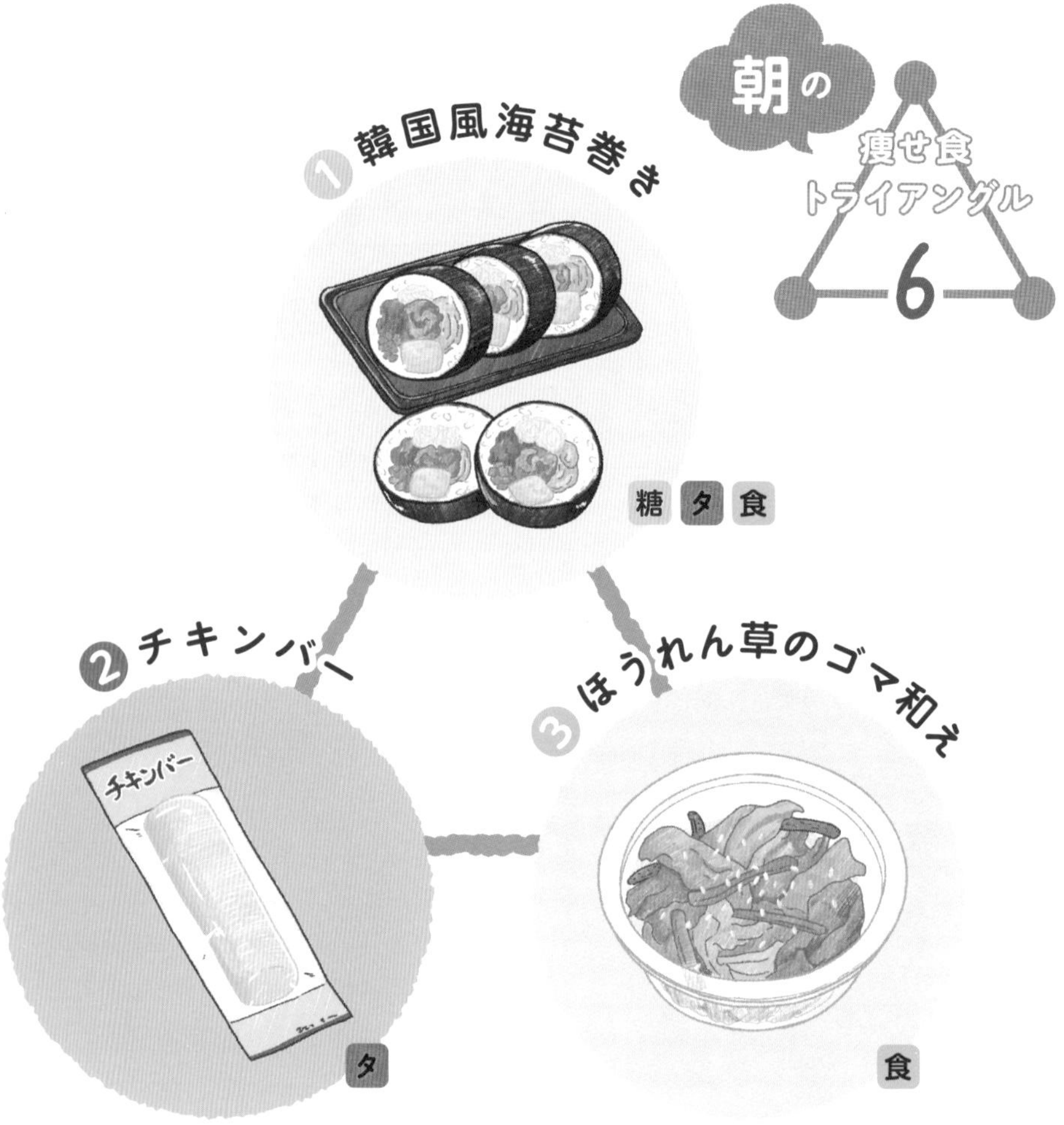

韓国風海苔巻きは野菜も多く、血糖値が上がるのを緩やかにしてくれます。具にタンパク質が入っていれば痩せトライアングルがそろうことになりますが、食物繊維とタンパク質は少ないので、組み合わせで補充します。

サラダチキンのタンパク質は1食分としては多いので、チキンバーが◎。外食や市販のお弁当が多い方は緑黄色野菜が不足しがちなため、食物繊維にはほうれん草を選ぶといいでしょう。

代わりにコレでもOK！

1 納豆巻き

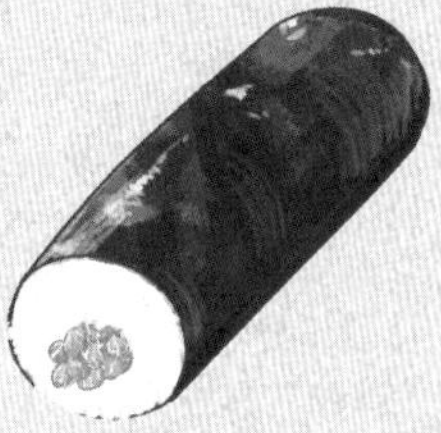

2 豆腐バー

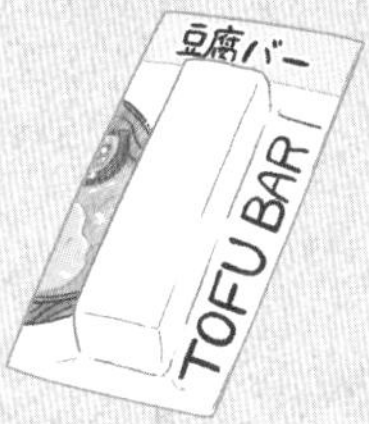

3 トマトサラダ

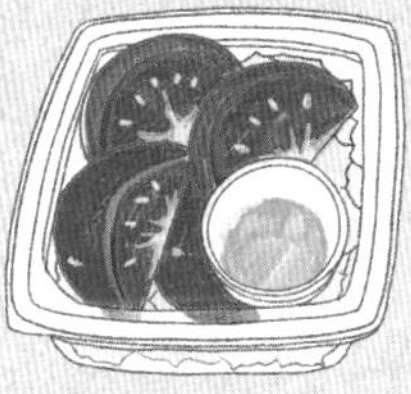

※ドレッシングはノンオイルより、油が入っているものがおすすめ。

オススメ ポイント

1 韓国風海苔巻き

コンビニの韓国風海苔巻きは一口サイズになっていることが多く、サイズも控えめで、ダイエット中の主食にぴったり。具材によって、組み合わせるタンパク質を変えるのもいいでしょう。

同じ海苔を使ったものとして、納豆巻きもOK。納豆巻きは糖質、タンパク質の2つが入っているので、食物繊維をプラスして。

2 チキンバー

鶏肉は筋肉をつくるのに必要な良質のタンパク質が含まれているうえに低カロリー。**しっかり痩せたい方は、シンプルな味付けのものがおすすめです。**

普段の食事が肉に偏っている人は、植物性タンパク質として豆腐バーを選ぶのも◎。

3 ほうれん草のゴマ和え

サラダが苦手な方には、ミニカップのほうれん草のゴマ和えのように、火が通っていてカサが少なくなったものが食べやすいのでおすすめ。**柔らかいほうれん草と、プチプチとしたゴマの食感のコントラスト**で、食事の満足度も上がります。

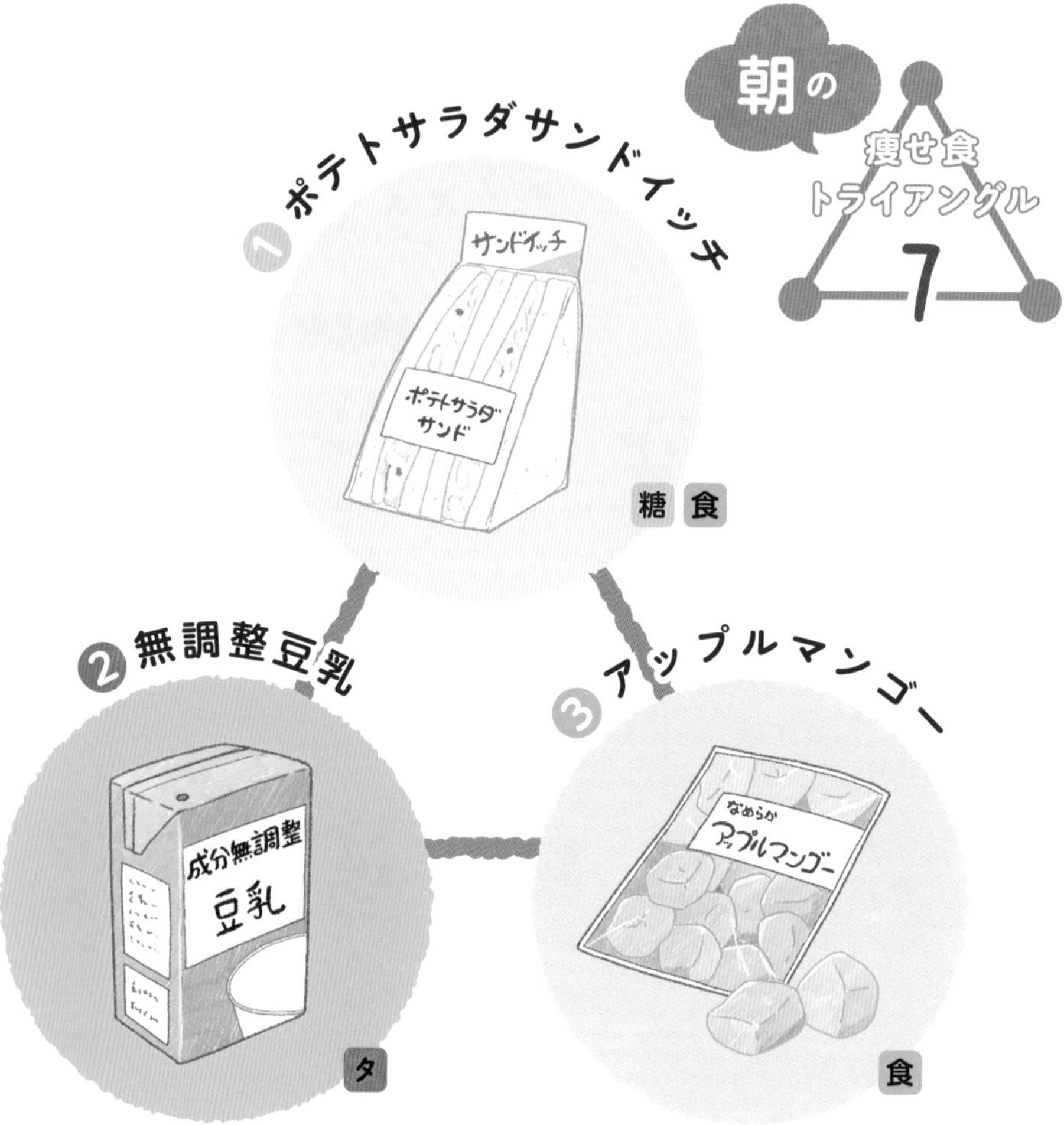

今やコンビニのフルーツは超充実。食後に甘いものが食べたくなる人にはぴったりですし、夏はアイスの代わりに食べるのもいいですね。お通じが悪い方は、最初に食べると◎。

たくさん食べたいという方には、ポテトサラダサンドイッチもおすすめ。**マヨネーズの油で腹持ちもよくなります。**

無調整豆乳の大豆タンパク質は、分解に時間がかかるので腹持ちがよく、ダイエットの強い味方です。

代わりにコレでもOK！

① たまごサンドイッチ

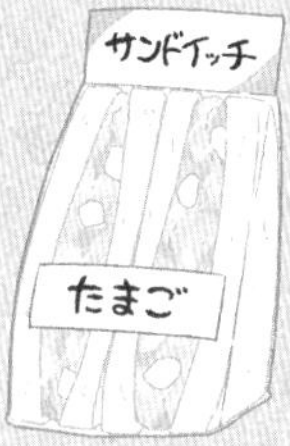

② ホットミルクティー

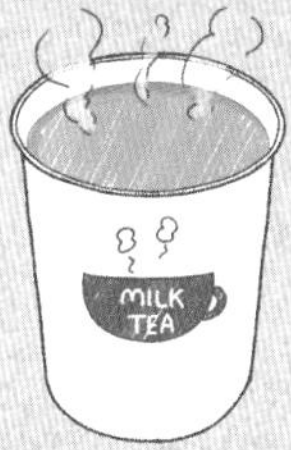

※ペットボトル飲料ではなく
コンビニカフェのもの。

③ 冷凍キウイ

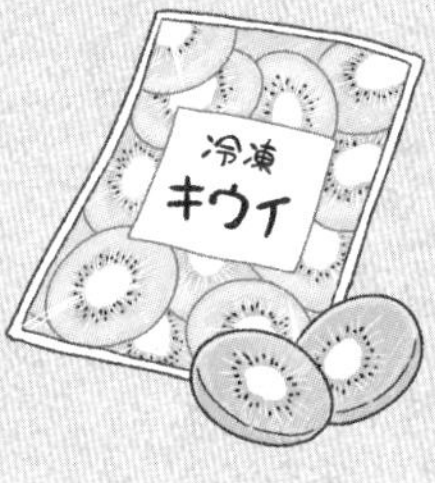

オススメポイント

1 ポテトサラダサンドイッチ

じゃがいもは水溶性食物繊維が豊富なため、消化しやすく、胃腸に負担がかかりません。代わりにたまごサンドイッチでもOK。糖質とタンパク質の２つが入っているので、あとは食物繊維をとるのを忘れずに。

2 無調整豆乳

豆乳はアミノ酸スコアも高く、キレイに痩せたい女性にうれしいイソフラボンが含まれています。

代わりに牛乳の入っているホットミルクティーもOK。温かい飲み物で代謝もアップ、お腹を温めると満足度も上がります。

3 アップルマンゴー

マンゴーにはアンチエイジングにも効果があるビタミンEが豊富。血行をよくしたり、代謝を促したりする効果があります。食物繊維も豊富なので血糖値の上昇を緩やかにしてくれます。**水溶性食物繊維と不溶性食物繊維の両方がバランスよく含まれている**ので、整腸作用に効果があります。

朝の痩せ食トライアングル一覧

	糖質	タンパク質	食物繊維
①	ハムレタスサンド	ヨーグルト	りんご
②	梅おにぎり	カニカマ	バナナ
③	おかゆ	さつま揚げ	ひじきの煮物
④	ロールパン	牛乳	パイナップル
⑤	フレンチトースト	チーズ	サラダ
⑥	韓国風海苔巻き	チキンバー	ほうれん草のゴマ和え
⑦	ポテトサラダサンドイッチ	無調整豆乳	アップルマンゴー
こんなのもおすすめ	焼きおにぎり	サバの塩焼き	冷凍マンゴー
	ワッフル	ヨーグルト	冷凍ミックスベリー
	ロールパン	サーモン	ミックスフルーツ
	サラダラップ	飲むヨーグルト	いちご
	フランスパン	ゆで卵	ぶどう
	塩むすび	豚骨スープ	冷凍ブルーベリー
	蒸しパン	つみれ	ポテトサラダ

第2章

腹持ちをよくする！ 昼のコンビニ 3品ダイエット

昼ごはん選びのコツ①

お昼は「糖質」多めでOK！

お昼は、夜ごはんまでの時間が空くので、しっかり食べておきたい食事です。
痩せようと思うと、つい主食の糖質を抜きがちですが、ご飯やパン、麺に含まれる糖質は体や脳の大切なエネルギー源。食べると血糖値は上がりますが、満腹感を得やすいので、お腹が空きすぎてドカ食いしたり、ダイエットが続かなかったり……ということを防げます。

そのため、昼ごはんのあとは、夜まで食べない時間が長めにあるので、**比較的、糖質が多くなってもよしとします。**

ただし、全体的に量が多すぎると眠くなったり、集中力が欠けてしまったり、ということがあるので、腹八分目にしておきましょう。

GI値って何？

GI値とは、Glycemic Index（グライセミック・インデックス）の略で、食後の血糖値の上昇率を表します。

GI値が高いご飯、パン、麺を食べると血糖値が上がるので、控えたほうがいい、食べないほうがいい、という意見もあるでしょう。たとえば、白ご飯よりは精製されていない玄米ご飯のほうがGI値が低いです。玄米ご飯のほうが栄養価が高く、効率よく栄養素を取り込むことができるので、とてもいい食材だと思います。

ですが、GI値を気にしすぎるより、家族や子どもたち、大切な人と楽しく食事をすることのほうが大切です。また、食べたいものを我慢してストレスを感じてしまうとしたら、無理に我慢することはないのではと思うのです。
本書でご紹介する組み合わせでは、GI値の高いご飯もパンも麺も登場しますが、組み合わせ次第で、血糖値の上昇を緩やかにして食べることができます。血糖値が急上昇しないような工夫をする、それが「コンビニ３品ダイエット」です。

組み合わせ次第で……

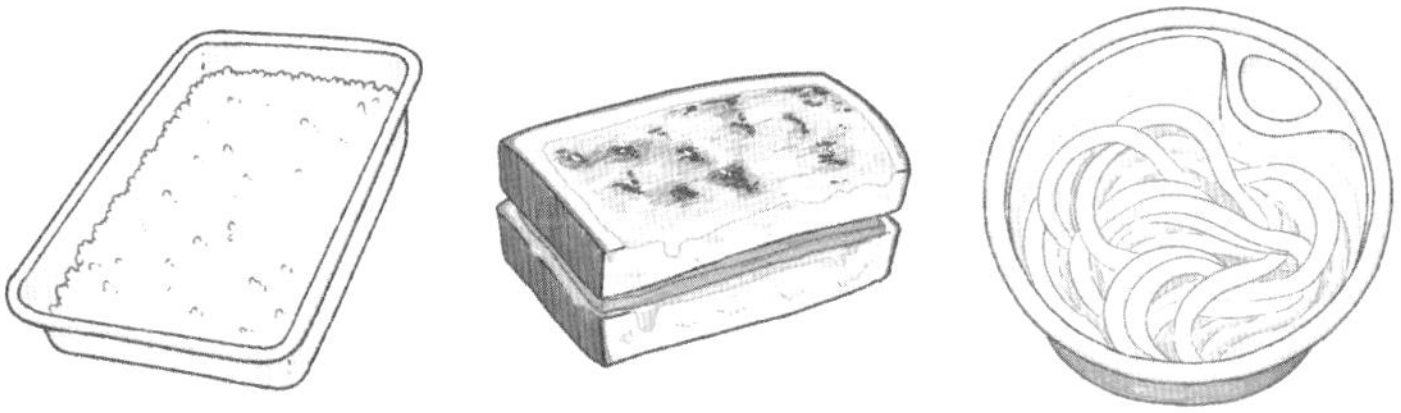

ご飯　パン　麺類
を食べてもOK！

昼ごはん選びのコツ②

揚げ物・甘いものも、食べるならお昼に！

活動量が多い日中は「揚げ物」も食べてOK！　**選ぶときは、カロリーではなく、「揚げ物の素材」で選びます。**肉ばかり食べている傾向にある人は、エビフライやアジフライといった、魚介系の揚げ物を選んでみてください。

揚げ物を食べるとしても、**1食の中で必ず糖質・タンパク質・食物繊維の3つをそろえることが大切です。**とんかつはカロリーが高い、れんこんのフライはヘルシー……というイメージではなく、あくまでもとんかつは肉（タンパク質）、れんこんは野菜（食物繊維）、という考え方で選んでいくといいでしょう。

また、**甘いものも食べるなら、日中がおすすめ。**菓子パンなどの糖質をとるのも、朝や夜より、活動量が多い日中にしてください。

ただし、砂糖がたくさん入っている菓子パンは、血糖値が急激に上がり、脂肪になったり、腹持ちが悪くすぐにお腹が空いて、さらに何か食べたくなったりします。また、当たり前のことではありますが、毎日食事代わりにしていては、なかなか痩せないばかりか、健康にも影響があります。

甘いものが食べたい気持ちを我慢していると逆にダイエットが続かないこともあるので、絶対に食べるなとは言いませんが、頻度を考えて食べましょう。

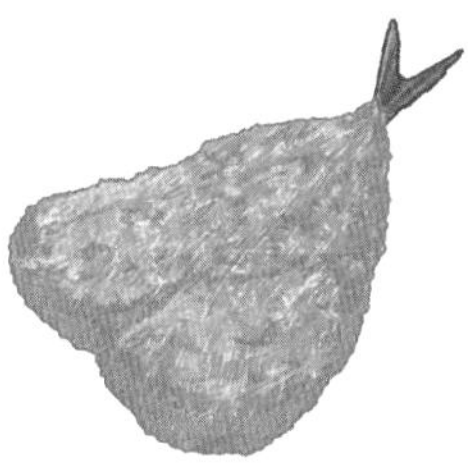

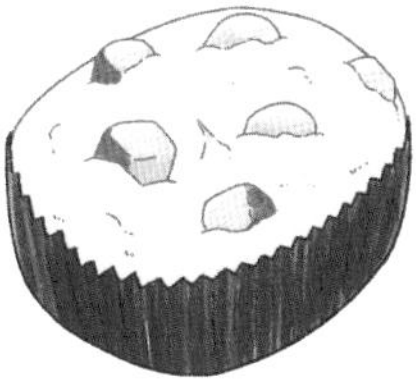

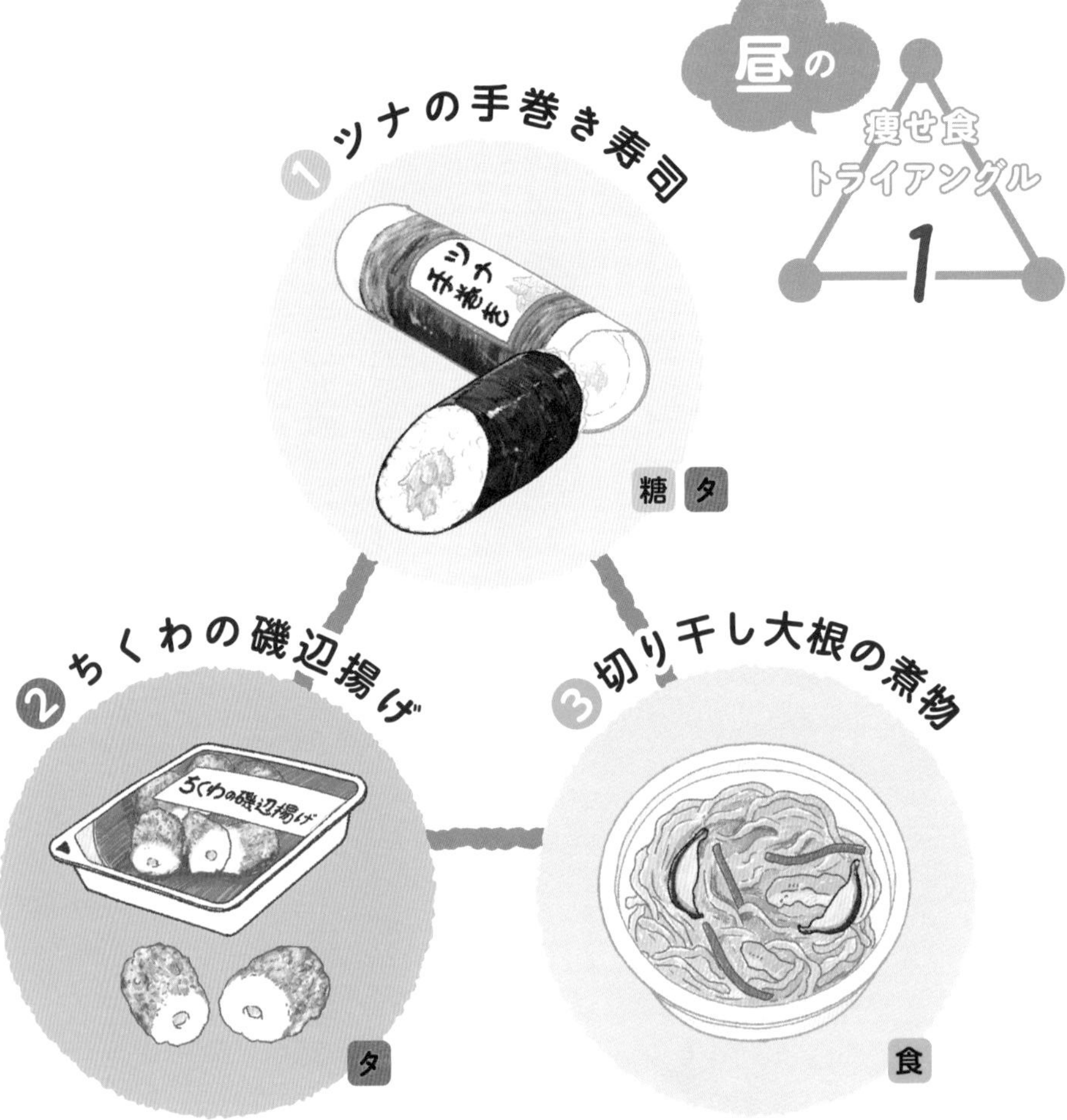

手巻き寿司は野菜や魚などが入っているので、コンビニ3品ダイエットのルールに近い痩せ食品です。不足しがちな栄養素の具材を選ぶといいでしょう。

ちくわの磯辺揚げは、ちくわが低カロリー、低脂質なため、ダイエット向きと言えます。普段の食事に肉が多い方にもおすすめ。

野菜不足の方は、切り干し大根の煮物だけでは食物繊維が不足気味になるため、飲み物に野菜ジュースを追加してもいいでしょう。

代わりにコレでもOK！

1 ツナサンドイッチ

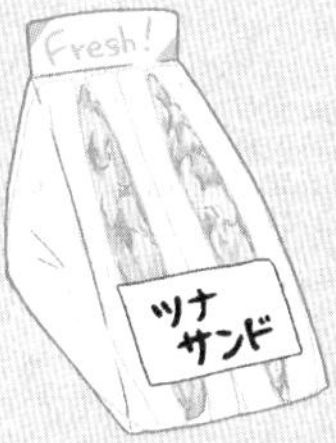

2 チーズかまぼこ

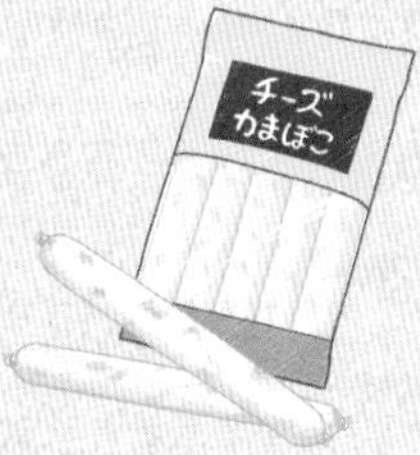

3 ひじきの煮物

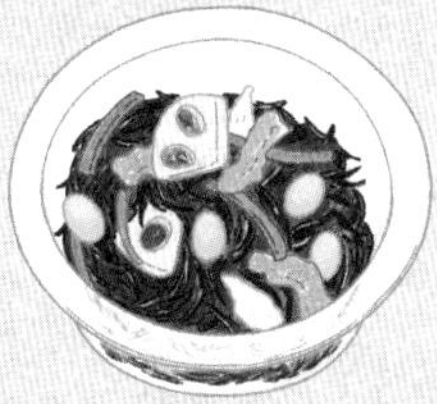

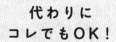

オススメポイント

1 ツナの手巻き寿司

手巻き寿司の具材がマグロの場合、トロなど脂が多いほど高カロリー。**体脂肪率が高い方は、脂質を抑えた赤身を選びましょう。**パン派の方は、ツナサンドイッチなどタンパク質を含むサンドイッチを選ぶのも◎。

2 ちくわの磯辺揚げ

ちくわは弾力があるので、よく噛むことで満足感がアップしますし、揚げ油のおかげで腹持ちがよくなるので、ダイエット向き。魚のすり身であるかまぼこもおすすめです。普段の食事が肉に偏っている方は、このような魚系のおかずを選んでみてくださいね。

3 切り干し大根の煮物

噛み応えのある切り干し大根はダイエット食として超優秀。切り干し大根が苦手な方は、ひじきの煮物でもOKです。カルシウムも多く含まれていて脂肪分解や代謝アップにも効果があります。ただ、**みりんやお酒などをふんだんに使った煮物はカロリーが高い場合が多い**ため、食べすぎに注意。

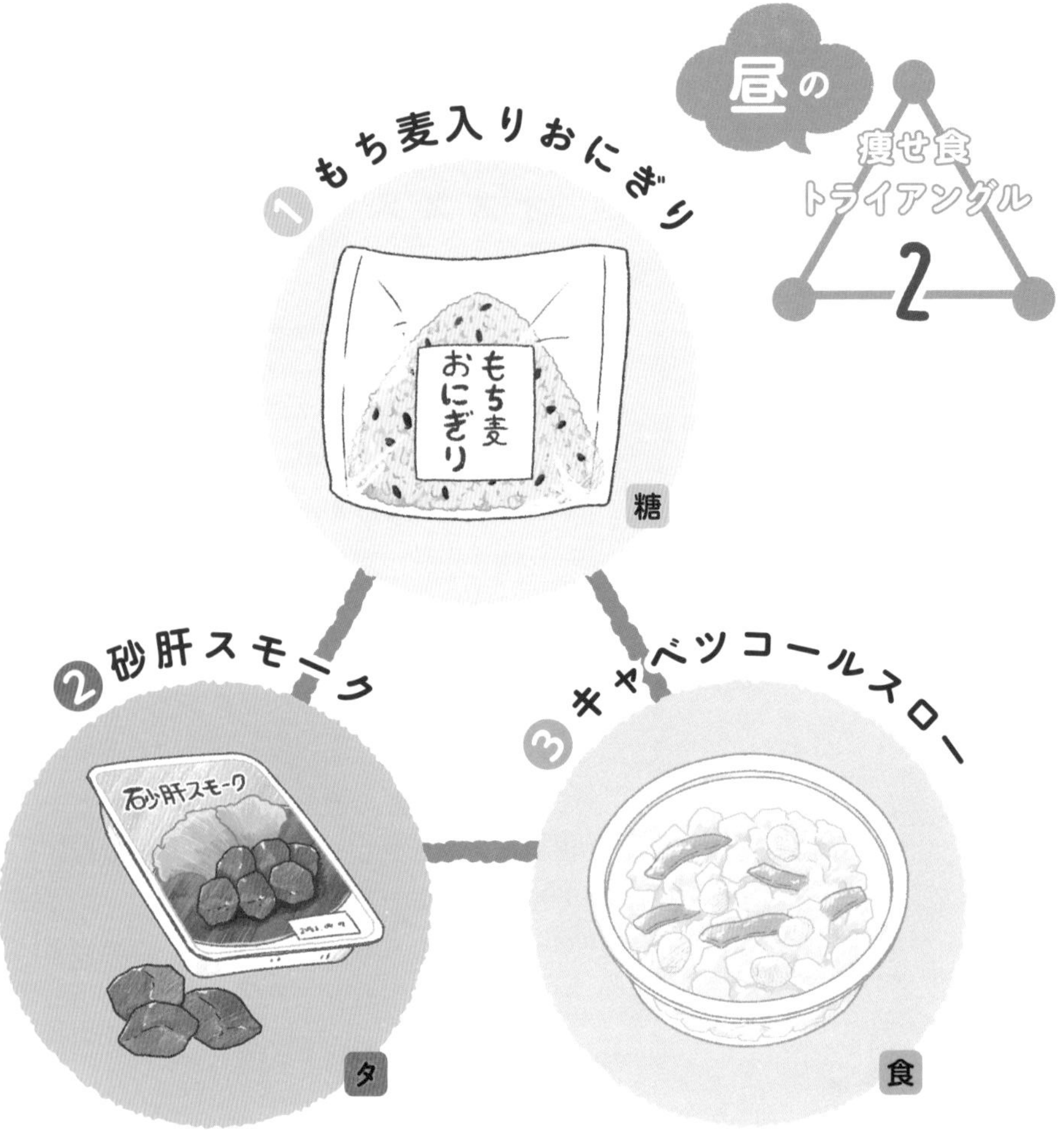

忙しくてお昼を手早くすませたいときは、カレー、うどん、そばなど、よく噛まなくても食べられるメニューを選びがち。でも、噛まずに食べると早くお腹が空いてしまい、結果、夕方になるとお腹が空いて、余計なものを食べてカロリーオーバーに……。

そこで、**よく噛まないと食べられない砂肝、コールスローをあえて選んで、早食いを防ぎましょう**。ダイエットではよく噛むことが大事です。

代わりにコレでもOK！

① 雑穀入りおにぎり

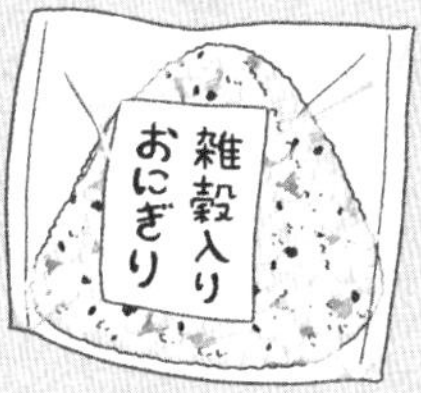

② 軟骨ピリ辛炒め

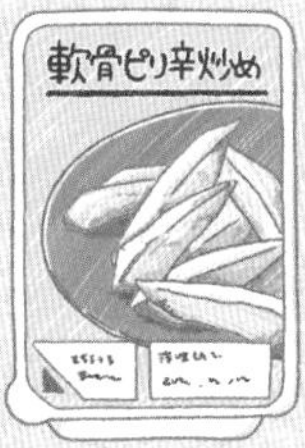

③ 野菜スティック

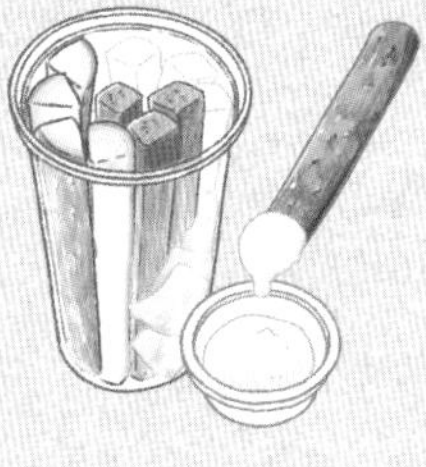

オススメポイント

1 もち麦入りおにぎり

白ご飯とカロリーにはさほど差がありませんが、**もち麦は食物繊維が豊富なので、腸内環境を整えてくれます。**また、**消化に時間がかかるため、満腹感が長く続く**ところもダイエット向きです。

2 砂肝スモーク

コンビニにあるお酒のおつまみにぴったりのおかずも、痩せ食トライアングルに使えます。砂肝は噛み応えが抜群！　**よく噛んでゆっくり食べることで、血糖値の急上昇を防ぎましょう。**

3 キャベツコールスロー

キャベツはビタミンCのほか、胃を守ってくれるビタミンUも豊富。**胃腸に負担がかからない食材を選ぶのも、ダイエットでは大切です。**

昼の 痩せ食トライアングル 3

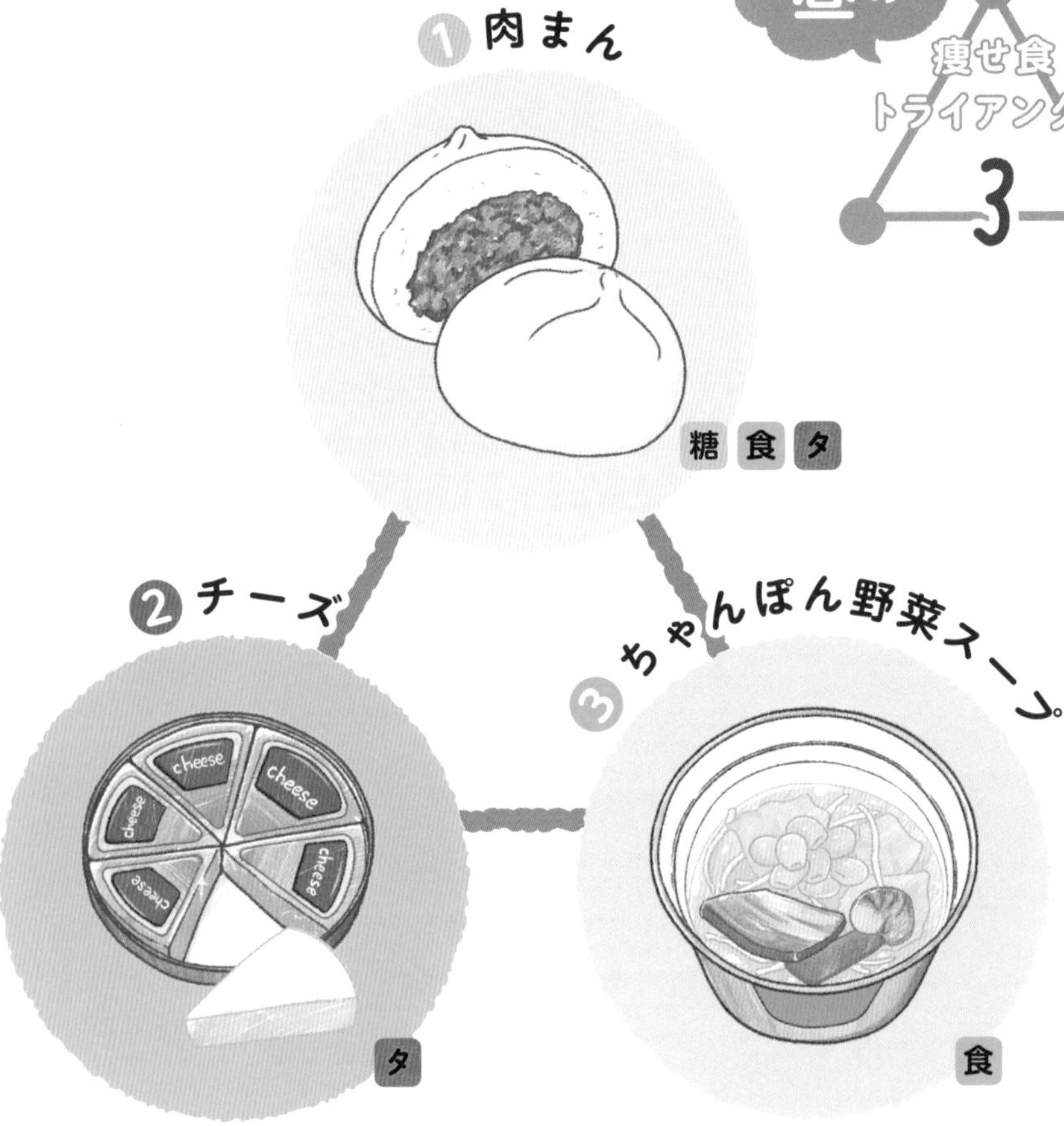

肉まんだけで痩せ食トライアングルはできますが、昼から夜にかけて時間が空くため、チーズのタンパク質をプラスして、腹持ちをよりよくします。ただ、肉まんの具材は脂質が多いので、朝と夜の食事では油を控えめにしてください。

野菜はサラダで食べると体が冷える……という方には、スープがおすすめ。**野菜スープで胃を温めることで、代謝も上がります**。また、食事の満足度も上がりいいことだらけです。

代わりにコレでもOK！

① ピザまん

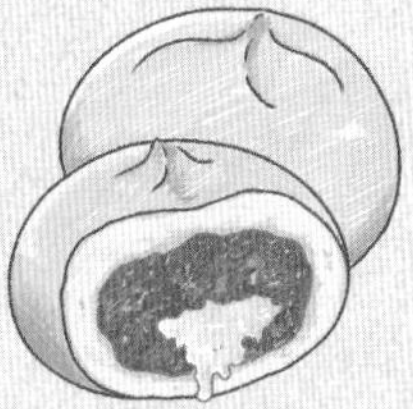

② 魚肉ソーセージ

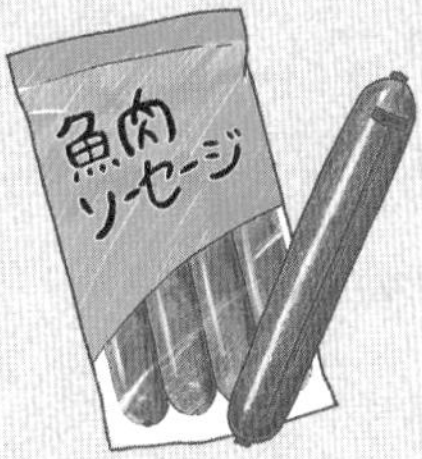

③ 海藻サラダ

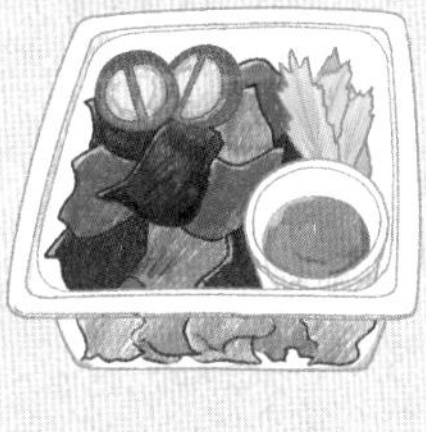

オススメポイント

1 肉まん

時間がない、手軽に食べたいという方にはぴったり！　ただ、**ボリュームがあるので、食べるとしたら活動量が多いお昼にします。**ピザまんにすると、ひき肉にチーズが加わって、よりタンパク質がとれます。

2 チーズ

体脂肪が気になる方は、脂肪分の少ないチーズを選ぶのがおすすめ。脂質が少ないものとしては、代わりに魚肉ソーセージを選ぶのも◎。

3 ちゃんぽん野菜スープ

スープは、モノによっては流し込むように食べることになり、早食いになりがちです。**ダイエットをするうえでは、早食いは絶対にNG！**　必ずしっかり噛むことを意識して食べてくださいね。

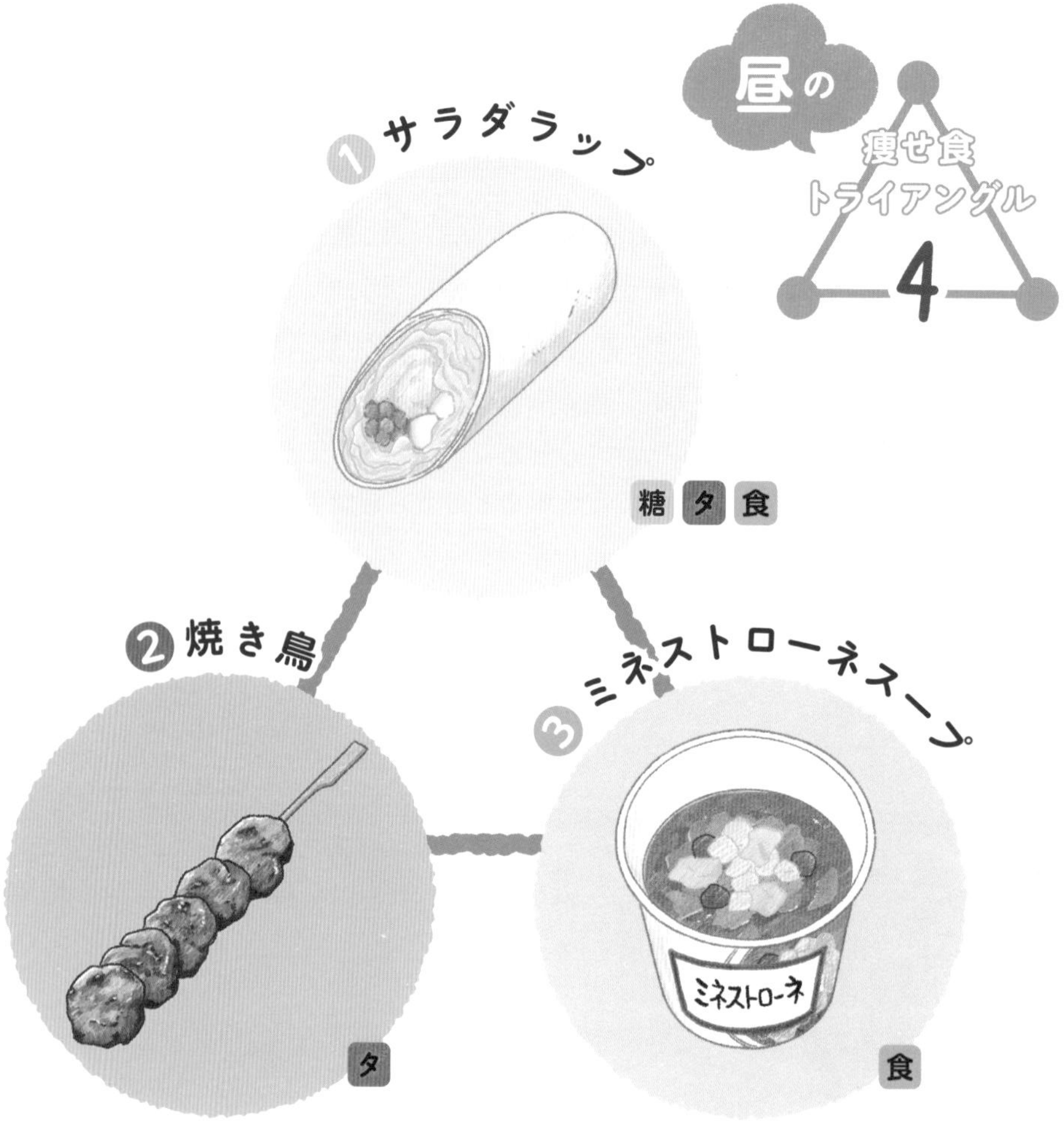

野菜不足の方におすすめなのが、野菜が多めに入ったサラダラップを使ったこの組み合わせです。**具によっては1つで痩せアイテムになります。**

ミネストローネスープのトマトは、加熱すると栄養価がアップ。スープは野菜が苦手な人でも食べやすいです。

また、焼き鳥の鶏肉は部位によって含まれる栄養素が違うので、**いろいろな部位を選ぶのがおすすめです。**

代わりにコレでもOK！

① トルティーヤ

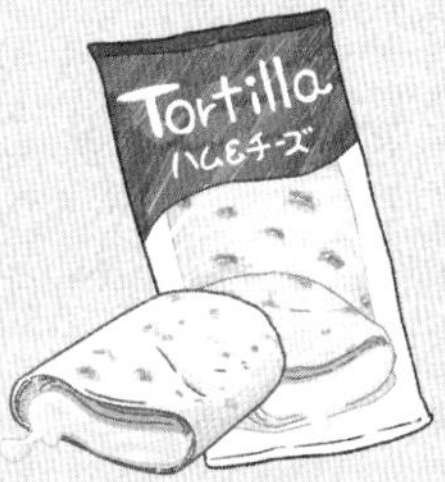

② ほぐしサラダチキン

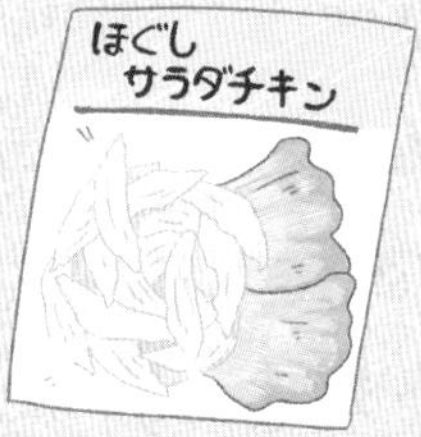

③ 野菜ジュース

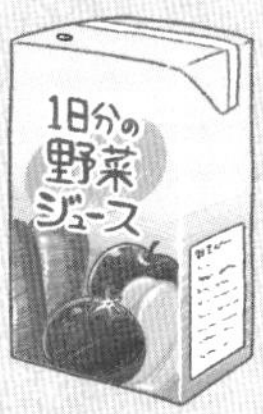

オススメポイント

1 サラダラップ

痩せ食トライアングルが１つで完成するサラダラップやトルティーヤですが、マヨネーズが使われていることが多いので、その日の他の食事では脂質を控えめに。

2 焼き鳥

胸肉、ささみなどの低脂質・高タンパク質な部位がおすすめ。それ以外は脂質が高いので、量は少なめがいいでしょう。

代わりにサラダチキンもいいですが、ボリュームがありすぎてもよくないので、**少量のほぐしタイプまたはチキンバーがおすすめ**。

3 ミネストローネスープ

スープを選ぶなら、トマト系がおすすめ。代わりに野菜ジュースにするなら、「野菜だけ、塩分なし」のものを選ぶとベストです。どちらも、よく噛んで食べる（飲む）ことを意識して。

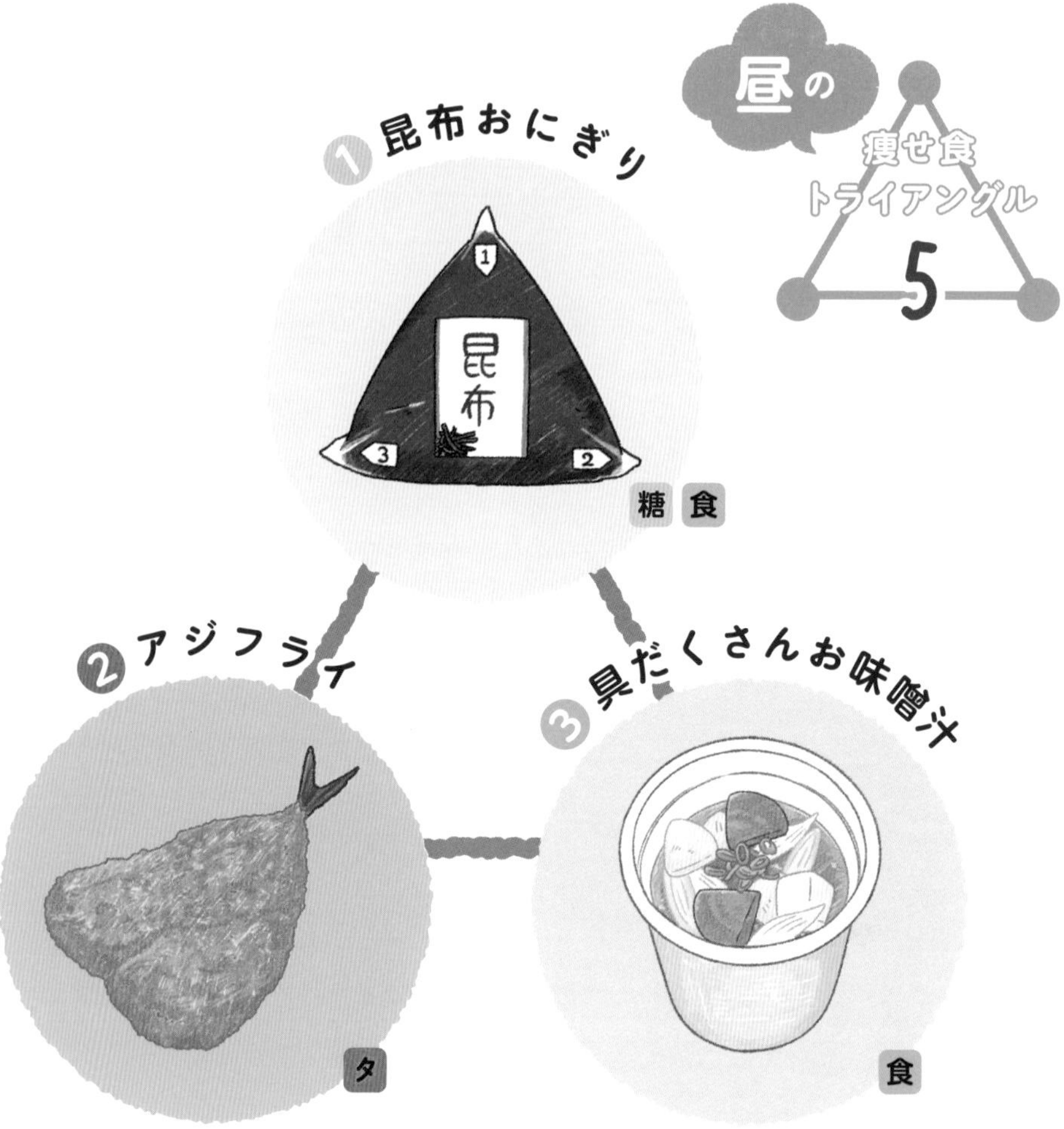

　魚を食べる機会があまりない方や、魚が苦手な方は、**フライにすると食べやすくなります。**揚げ物も、活動量の多い昼なら食べてＯＫです。

　外食が多い方、食物繊維が不足していると感じる方は、**おにぎりの具材に昆布を選んで、食物繊維を少しでも増やしてくださいね。**

　お味噌汁も今はフリーズドライなど野菜がたくさん入っているものが出ていているので、具が多いものを選ぶといいでしょう。

代わりに
コレでもOK！

① おかかおにぎり

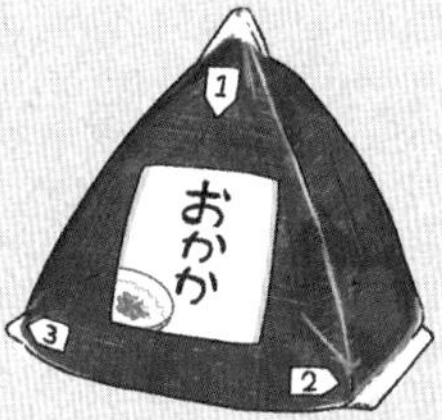

② 白身魚のフライ

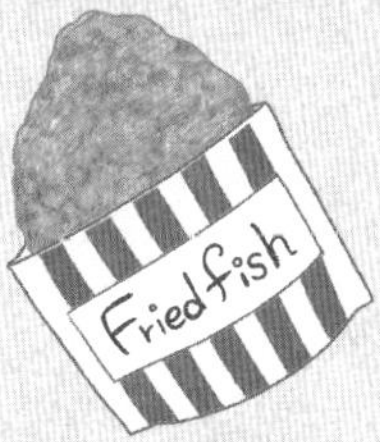

③ 具だくさんスープ

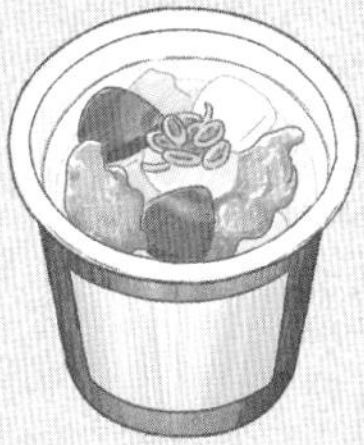

オススメポイント

1 昆布おにぎり

より痩せたい、という方は、おにぎりでも肉巻きやツナマヨなどの脂質の多い具材は避けて、**脂質の少ない具材を選んでみてください**。昆布以外には、梅、おかかなどが◎。

2 アジフライ

アジはタンパク質が多く、糖質代謝を促す栄養素も含まれていて、ダイエット向きです。代わりに白身魚のフライでもOKです。

3 具だくさんお味噌汁

野菜を選ぶのが面倒、時間がない、簡単に済ませたいときは、手っ取り早く汁物で食物繊維をとるといいでしょう。

具材が少ないと感じる方は、**乾燥野菜や乾燥わかめ**などを別に準備しておいて、スープやお味噌汁に足すというテクニックを試してみてください。

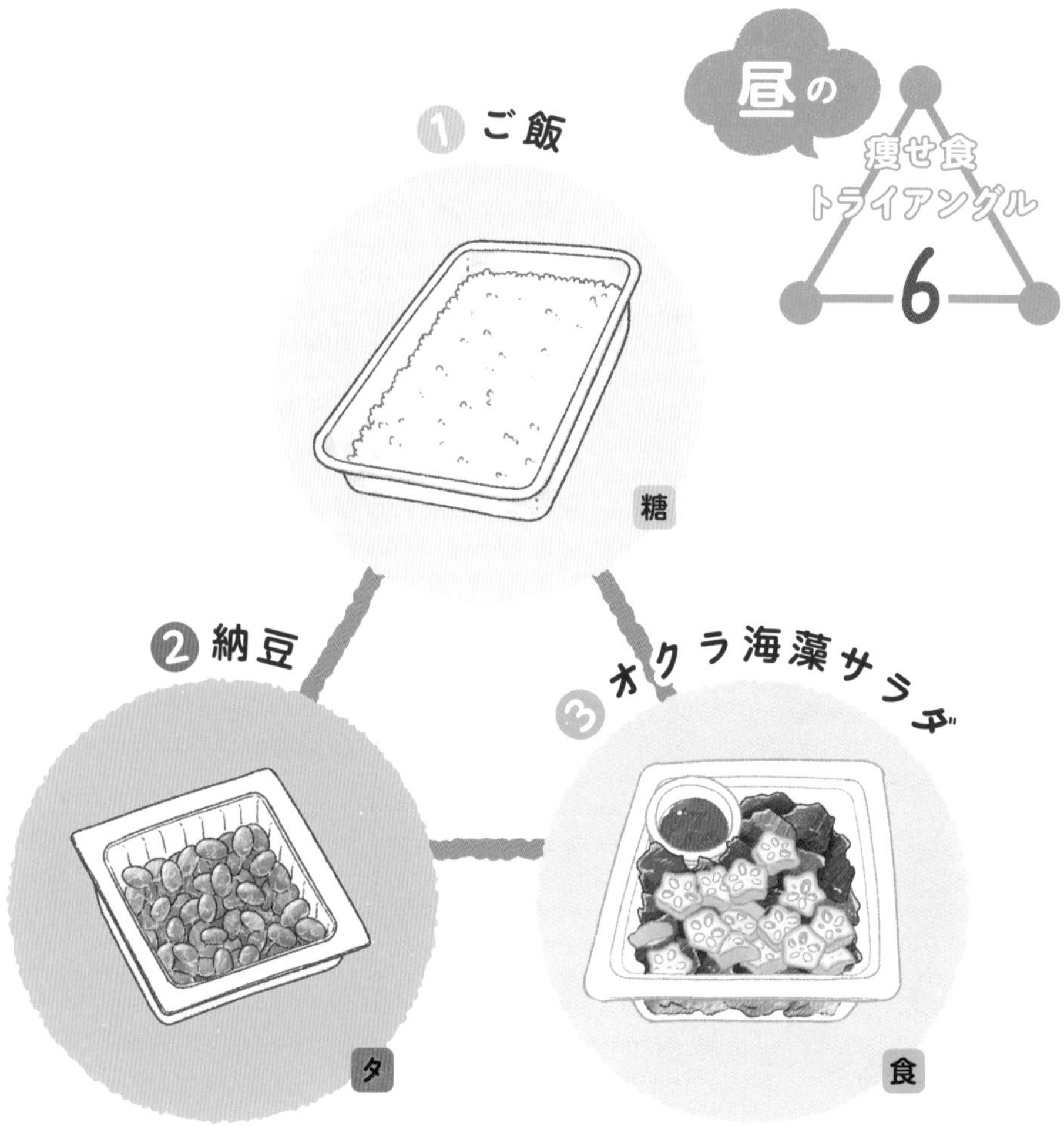

ご飯は糖質が多く太ると思われがちです。でも、ご飯を抜くと、腹持ちが悪く、お菓子や甘いものが食べたくなって間食が増え、結果として余計に太る原因に……。だから、**ご飯も食べてもいいんです！**

納豆の大豆には良質のタンパク質が含まれていて、糖質も少なく、脂肪になりにくいのでダイエット向き。**ご飯と一緒に食べることで血糖値が上がりにくく、太りにくい組み合わせになります。**

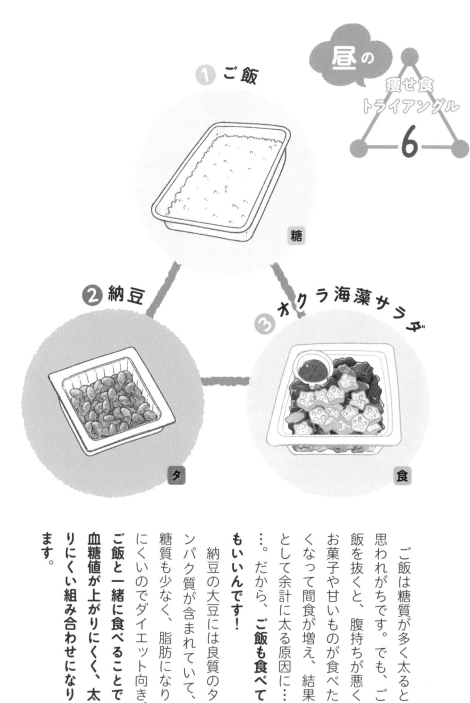

代わりにコレでもOK！

1 海苔巻き

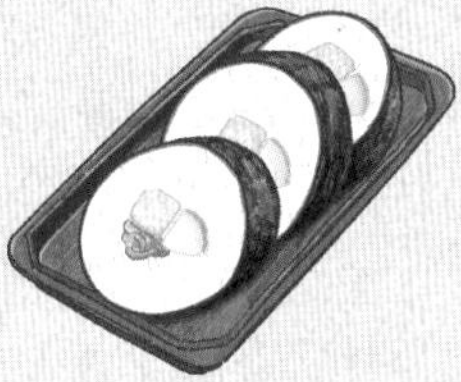

2 麻婆豆腐

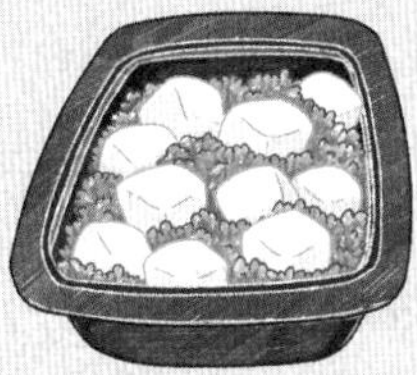

3 里芋煮

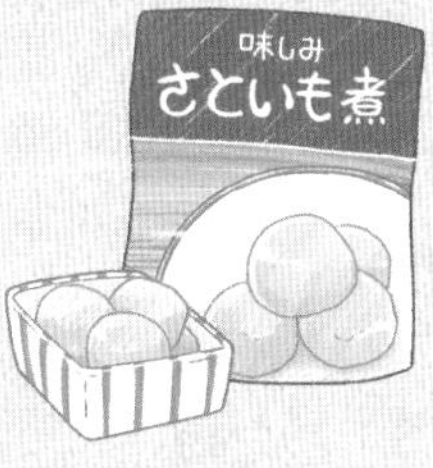

オススメポイント

1 ご飯

ご飯は実は、お通じにも効果があります。 ご飯に含まれる食物繊維は、腸を刺激し、便秘解消にも効果的です。

2 納豆

発酵食品である納豆は、腸内環境を整えてくれます。

同じ大豆製品を含むものとして、麻婆豆腐もおすすめ。中華料理はダイエット向きではないイメージがあるかもしれませんが、お豆腐は消化がよく、胃腸に負担がかかりません。

3 オクラ海藻サラダ

オクラ、海藻ともに、水溶性食物繊維が含まれており、**胃の中で水分を吸収・膨張するため、満腹感が出ます。** なんだか物足りない、お腹が空いてしまう……という方には、本当におすすめです。

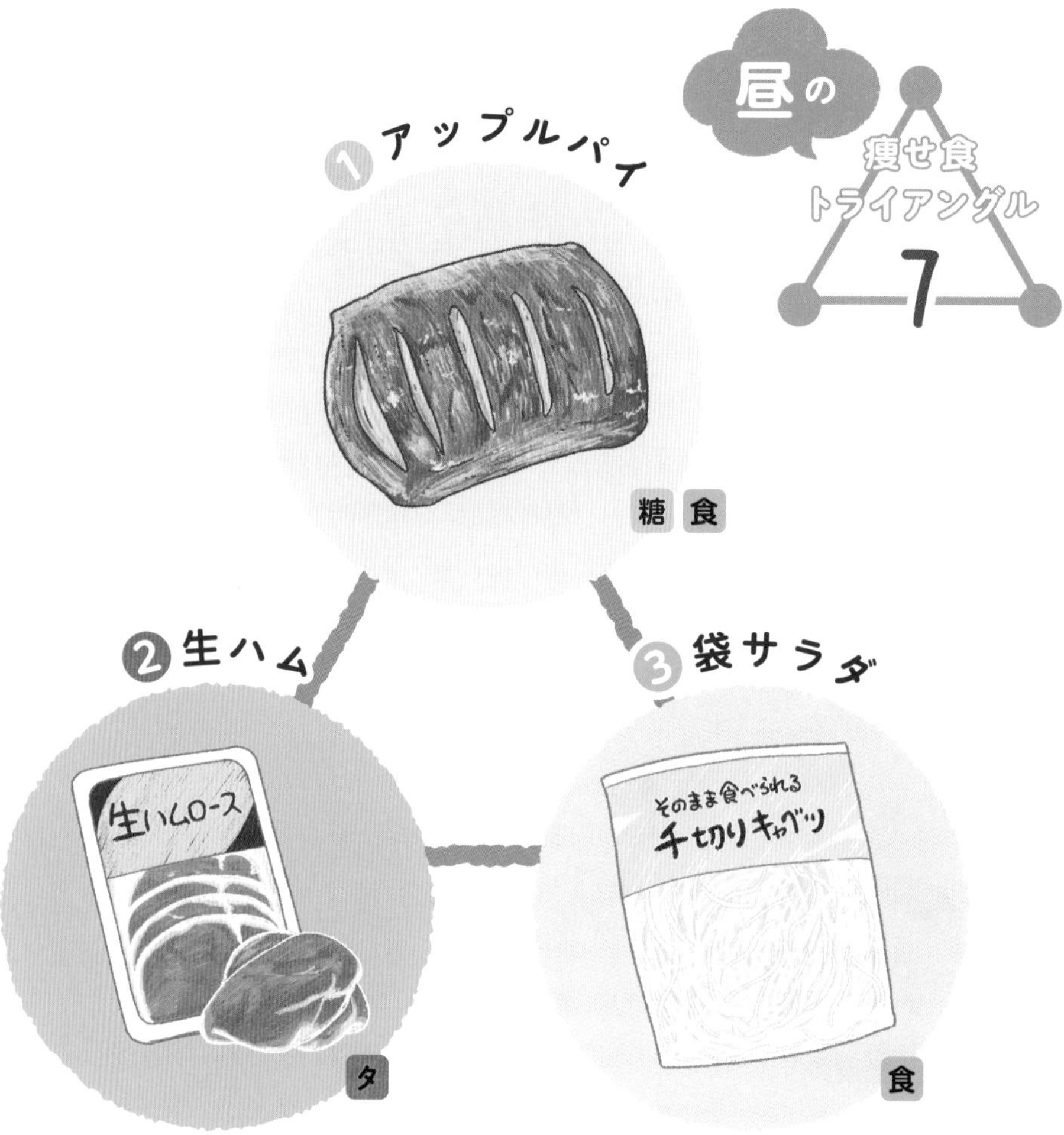

甘いものが好きな方は、アップルパイを糖質として選んでOK！ ただ、単体で食べると、血糖値が上がりやすく脂肪になりやすいというデメリットが。そこで、**袋サラダをプラスして、血糖値の上昇を緩やかにしましょう。**

ただ、その2品だけだと腹持ちの面で心配なので、生ハムなどのタンパク質も一緒にとってください。栄養バランスがアップし、腹持ちもよくなります。生ハムはカロリーも控えめです。

代わりにコレでもOK！

1 さつまいも蒸しパン

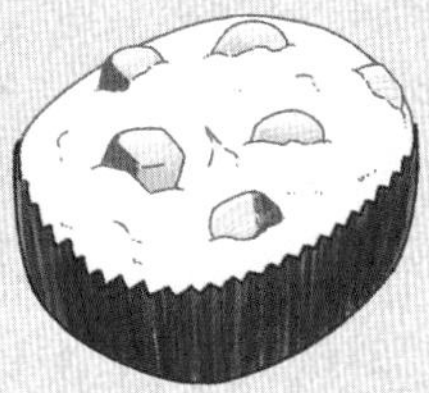

2 ももハム

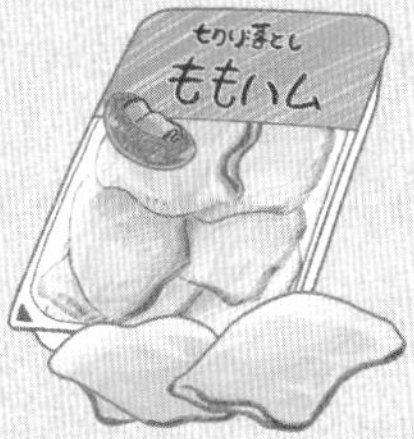

3 野菜スティック

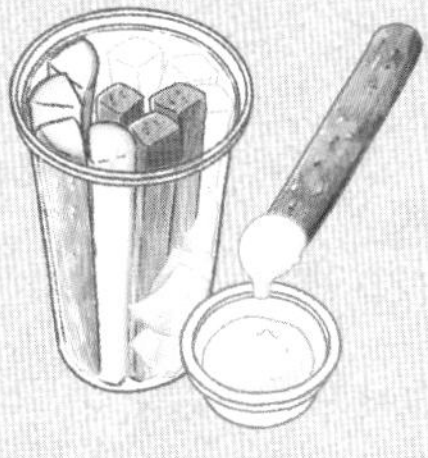

オススメポイント

1 アップルパイ

りんごに含まれるペクチンは、加熱すると増えて、腸内環境を整える効果があります。代わりにオススメなさつまいも蒸しパンは、さつまいもが食物繊維が豊富、低GI食品で、血糖値が上がりくく脂肪にもなりにくいです。

2 生ハム

調理せずに食べられる生ハムは、手軽にパンに挟んだり、ラーメンの具材にしたりとアレンジが効いて便利です。ただ、塩分が多いので、その日は水分をしっかりとって、むくみを防止しましょう。

3 袋サラダ

袋サラダは、種類も豊富でアレンジもしやすく、食物繊維の大定番！　ちょっとひと手間加えられる環境なら、**マヨネーズとお酢であえてコールスロー、レンジで加熱して温野菜、ごま油と塩であえてナムル、オリーブオイルとレモン果汁で野菜マリネ…**…と、アレンジも無限大です。

昼の痩せ食トライアングル一覧

	糖質	タンパク質	食物繊維
①	ツナの手巻き寿司	ちくわの磯辺揚げ	切り干し大根の煮物
②	もち麦入りおにぎり	砂肝スモーク	キャベツコールスロー
③	肉まん	チーズ	ちゃんぽん野菜スープ
④	サラダラップ	焼き鳥	ミネストローネスープ
⑤	昆布おにぎり	アジフライ	具だくさんお味噌汁
⑥	ご飯	納豆	オクラ海藻サラダ
⑦	アップルパイ	生ハム	袋サラダ
こんなのもおすすめ	細巻	かれいの煮つけ	冷凍のもも
	いなり寿司	煮卵	具だくさんお味噌汁
	ニラチヂミ	チンジャオロース	サラダ
	塩むすび	レバニラ	ブロッコリーのゴマ和え
	フォカッチャサンド	チーズ	とうもろこし
	ホットサンド	豆乳	ナムル
	ホットドッグ	ヨーグルト	枝豆

第3章

胃に優しく！
夜のコンビニ
3品ダイエット

夜ごはん選びのコツ①
夜は糖質を少なめに

すきっ腹で糖質をとるなどして血糖値が急激に上がると、脂肪になりやすく、太りやすい体質になってしまいます。ですが、朝ごはんは1日のスタートでエネルギーが必要ですし、昼は活動量が多いので、糖質は多めでも大丈夫とお伝えしてきました。となると、夜ごはんの糖質量は少なめがおすすめです。

少なめと言うと極端に減らしてしまう人もいるかもしれませんが、「食べすぎない程度」です。**適度にお腹を満たすことが大事なので、糖質は夜も抜かないでください。**とはいえ、食べすぎると確かに脂肪になるので、丼もの、ラーメン、うどんなどの一品ものや、糖質過多のメニューを選ばない、といったことに気をつけましょう。

夜にはNGな食べ物

NG① カツ丼、親子丼、中華丼などの丼もの

丼ものはご飯の量が普通の茶碗１杯より多くなりがち。夜ごはんにするには糖質が多すぎるので、食べるなら昼ごはんのタイミングにしてください。

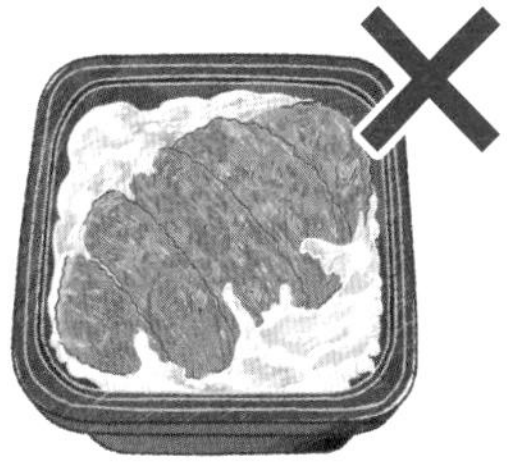

NG② ラーメン、うどんなどの糖質メインの一品料理

ラーメン、うどんなども糖質だけでお腹いっぱいになりがちなメニューです。こちらも夜に食べるには、ちょっとおすすめできません。

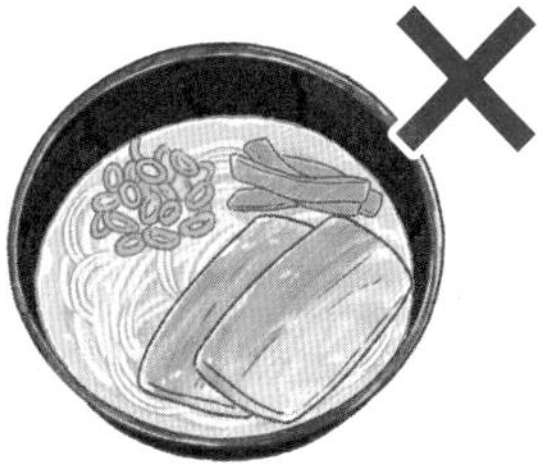

NG③ 大盛りご飯

夜は、ご飯の大盛りはNG。できればご飯は適量にして、野菜、タンパク質を組み合わせてください。物足りなければ汁物を追加して、大盛りご飯を食べなくても満足できるような工夫をしてみましょう！

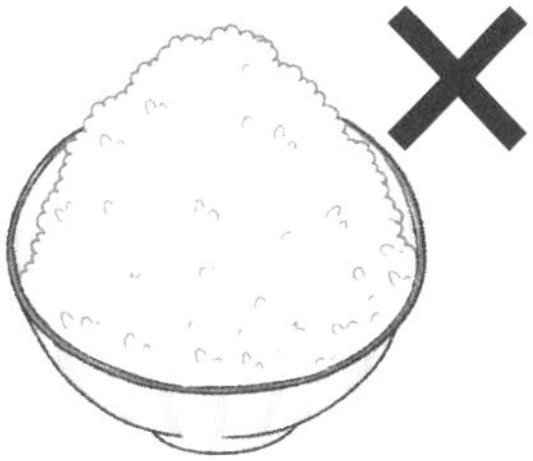

夜ごはん選びのコツ②

消化しやすいものを選ぶ

夜ごはんは、消化にいいものを選びましょう。消化が終わらないまま寝ると、睡眠の妨げになったり、体内時計をずらしてしまったりする可能性もあります。

仕事の都合などで夜ごはんの時間が遅くなってしまう場合はとくに、胃腸に負担がかかりにくい食べ物を選んでください。揚げ物や油をたっぷり使うようなメニューは、消化に時間がかかることがあるので、避けたほうがいいでしょう。タンパク質も、**脂質の少ない白身魚やお豆腐**からとれるとベストです。

また、消化を助けるという意味では、**具材が小さく切ってある食べ物や、生野菜よりは柔らかく加熱してあるもの**がおすすめです。

消化しやすい食べ物

①おでん、煮物など油分の少ないもの

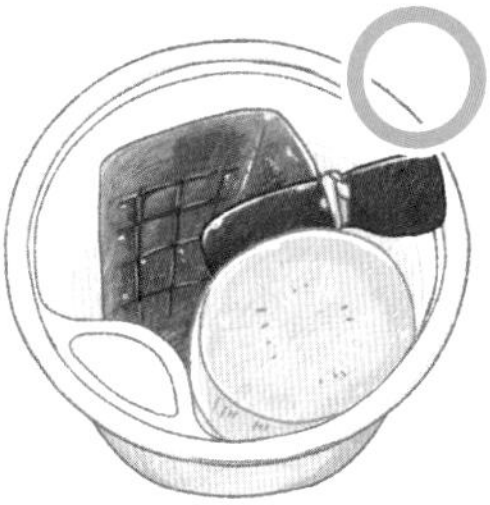

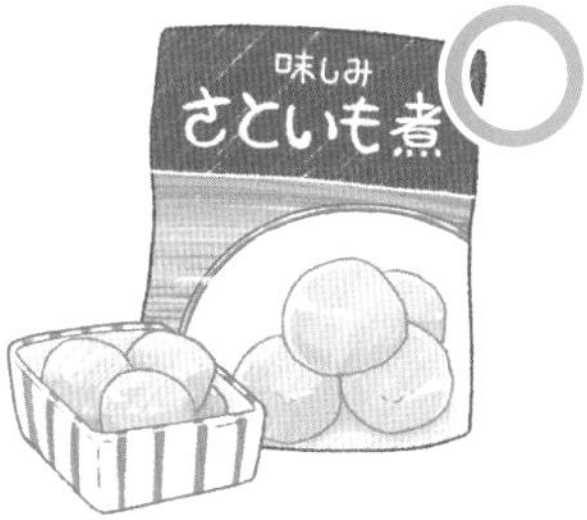

②ワンタンスープ、春雨スープなどのスープ類

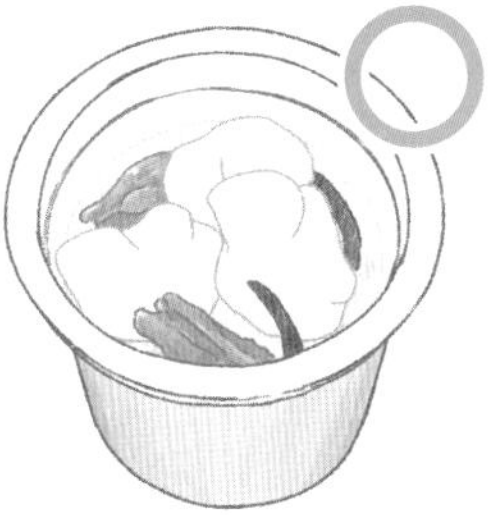

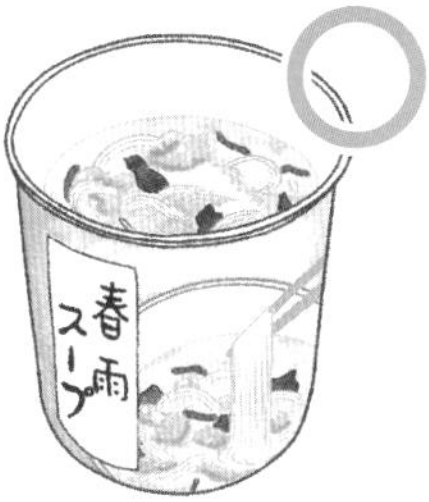

③湯豆腐、そうめんなど柔らかい食べ物

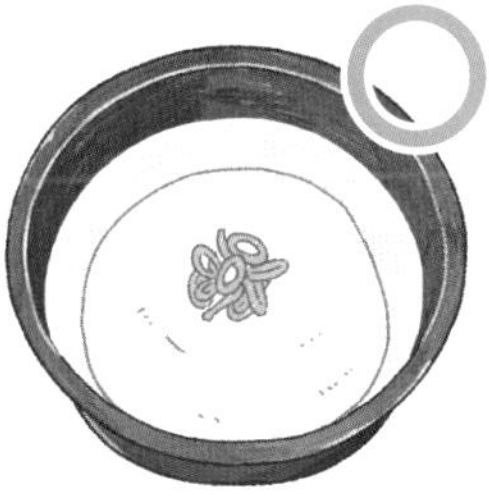

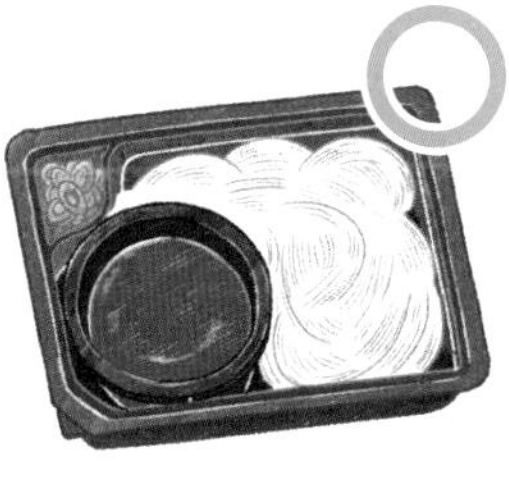

夜の痩せ食トライアングル 1

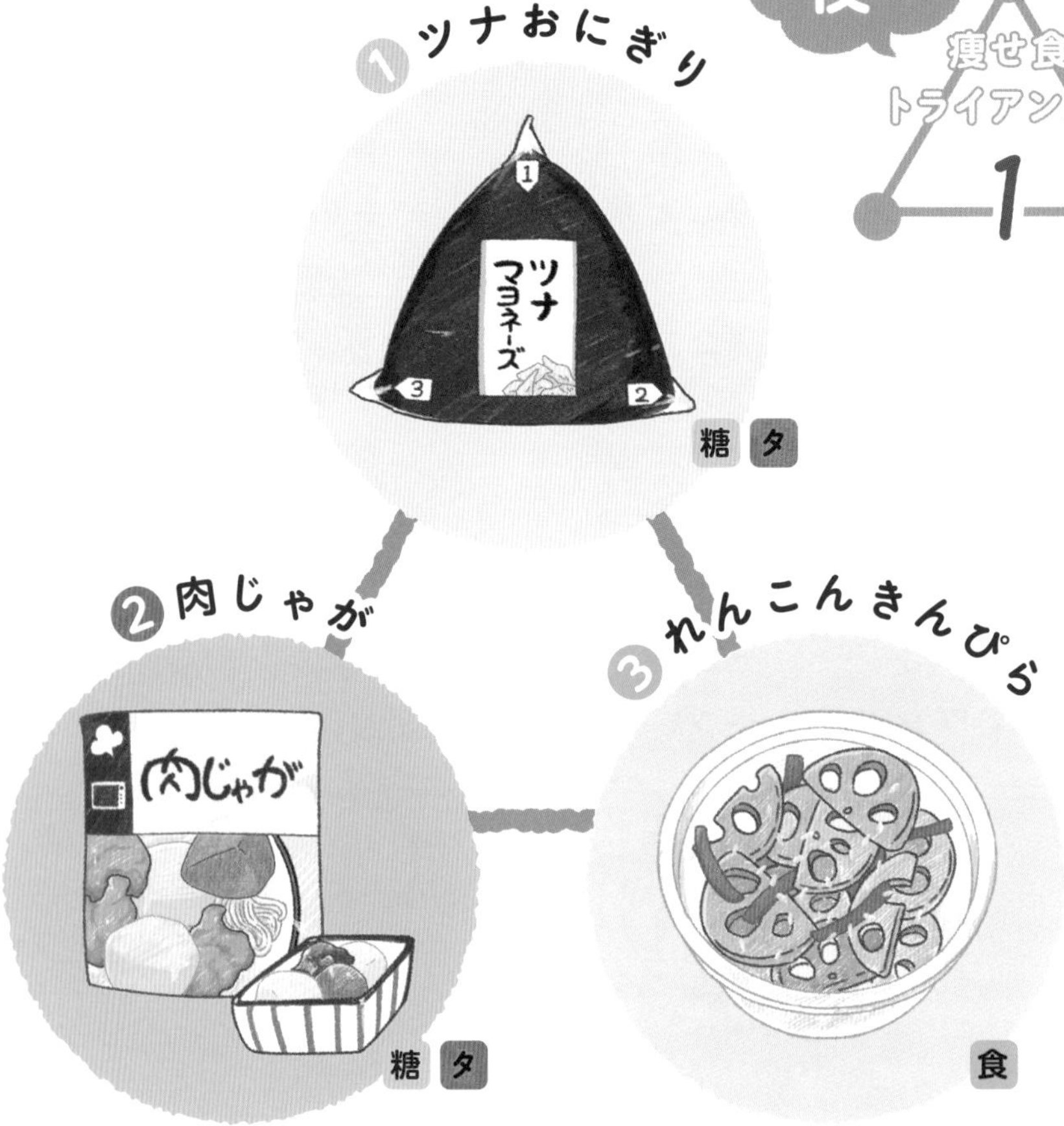

寝て起きたときに体が重い、疲れがとれない、という方は、夜の食事が多かったり、消化の悪いものを食べたりしていることが原因かもしれません。そういう面からも、**夜はボリューム控えめで、消化によいものを組み合わせて食べる**ことをおすすめします。

たとえば上の組み合わせ。おにぎりや煮物が消化にいい一方で、物足りなさがあるかもしれないので、れんこんきんぴらのシャキシャキ感で補いましょう。

代わりにコレでもOK！

① おかゆ

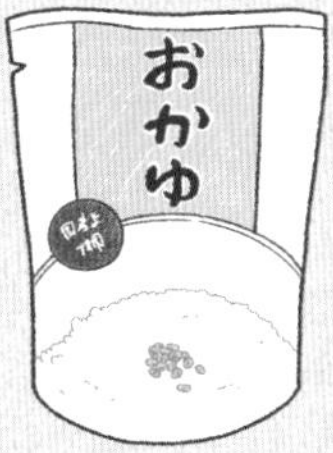

② イカと里芋の煮物

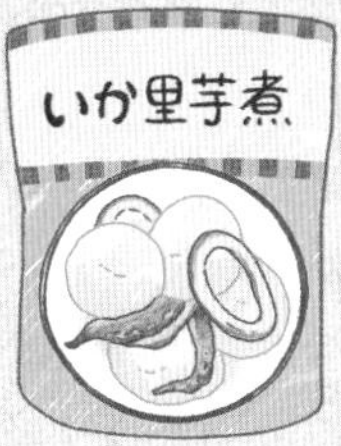

③ もずく酢

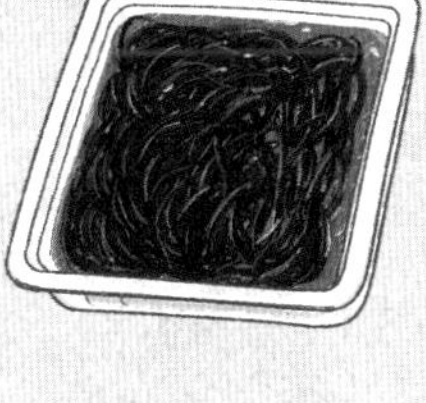

オススメポイント

1 ツナおにぎり

肉と比べて魚は消化がしやすく、夜に食べるのにおすすめです。

おにぎりの代わりにおかゆにすると、体温も上がり、代謝がよくなります。

2 肉じゃが

少量の肉と消化のいいじゃがいもなら、胃腸に負担がかかりません。じゃがいもは加熱してもビタミンが壊れないので、野菜不足という方にはとくにおすすめです。

代わりにイカと里芋の煮物もOK。**夜は冷たいものより、煮物など温かいものがおすすめです。**

3 れんこんきんぴら

れんこんのシャキシャキとした歯応えで食感に変化をつけて食事の満足度を上げ、物足りなさを補います。

代わりにもずく酢もおすすめ。もずくはミネラル、ビタミンが豊富。お酢は血糖値を上げにくくしてくれるので、食べすぎ防止になります。

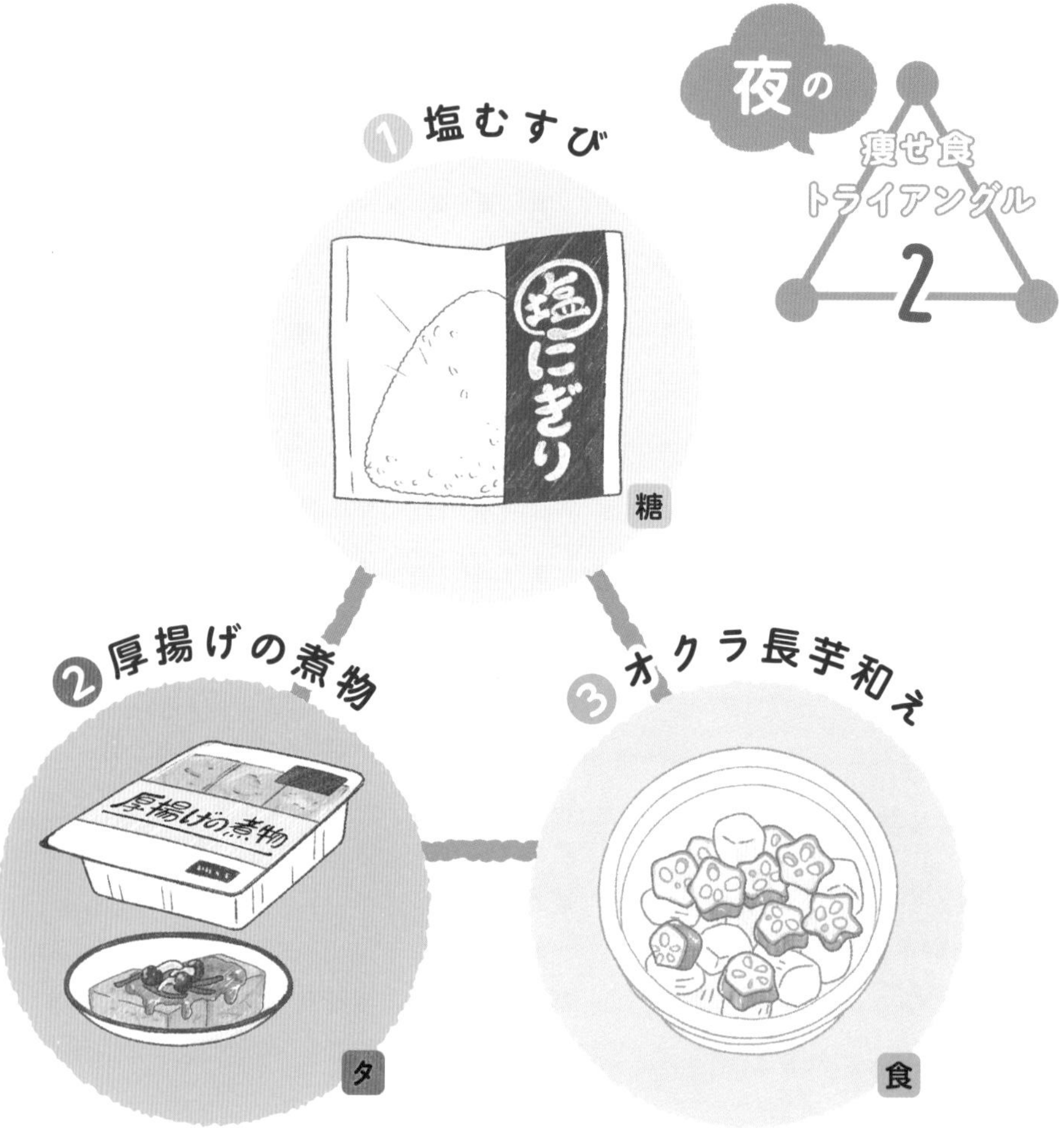

シンプルで具の入っていない塩むすびは、より脂質、カロリーが低くなり、ダイエットにぴったり。ですが、**単体では血糖値が上がり、脂肪に変わりやすいです。そのため、組み合わせが大切になってきます。**

厚揚げは豆類なのでタンパク質が豊富。揚げてあるので脂質は多いものの、糖質は少なくダイエット向きです。鉄分も含まれていて、代謝アップのサポート食品です。

代わりに
コレでもOK！

① 梅おにぎり

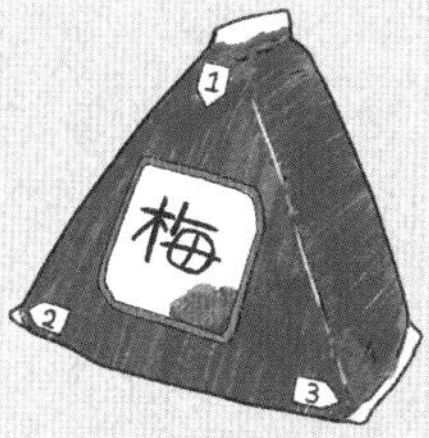

② 湯豆腐

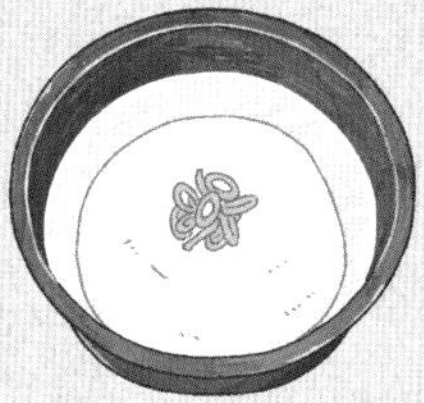

③ 切り干し大根の煮物

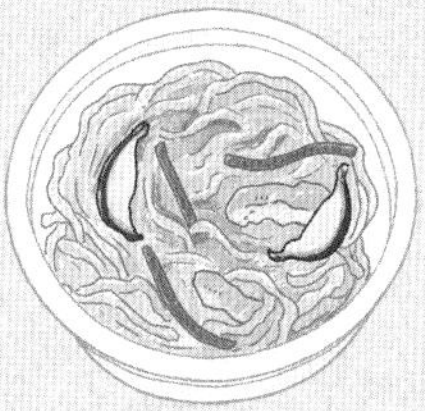

オススメポイント

1 塩むすび

夜は脂っこいものや、肉系の具材は胃腸に負担がかかるので、**塩だけのシンプルな具なしおにぎりがとくにおすすめ**。代わりにするなら梅おにぎりなど、脂質も少なくあっさり系で、消化にも影響がないものを選ぶと◎。

2 厚揚げの煮物

消化のいい大豆製品の厚揚げは、煮物にすることで余分な油も落ち、胃腸に負担がかかりにくくなります。

代わりに湯豆腐もOK。冷ややっこよりは温めて食べるほうが、体が冷えず、早食いも防げておすすめです。

3 オクラ長芋和え

オクラや長芋などのネバネバは、消化を助けてくれるうえに、腸内環境を整えてくれて、お通じにも効果的です。

代わりにするなら切り干し大根の煮物。大根は消化がよく、干してあることで栄養価も高くなり、食物繊維もとれます。

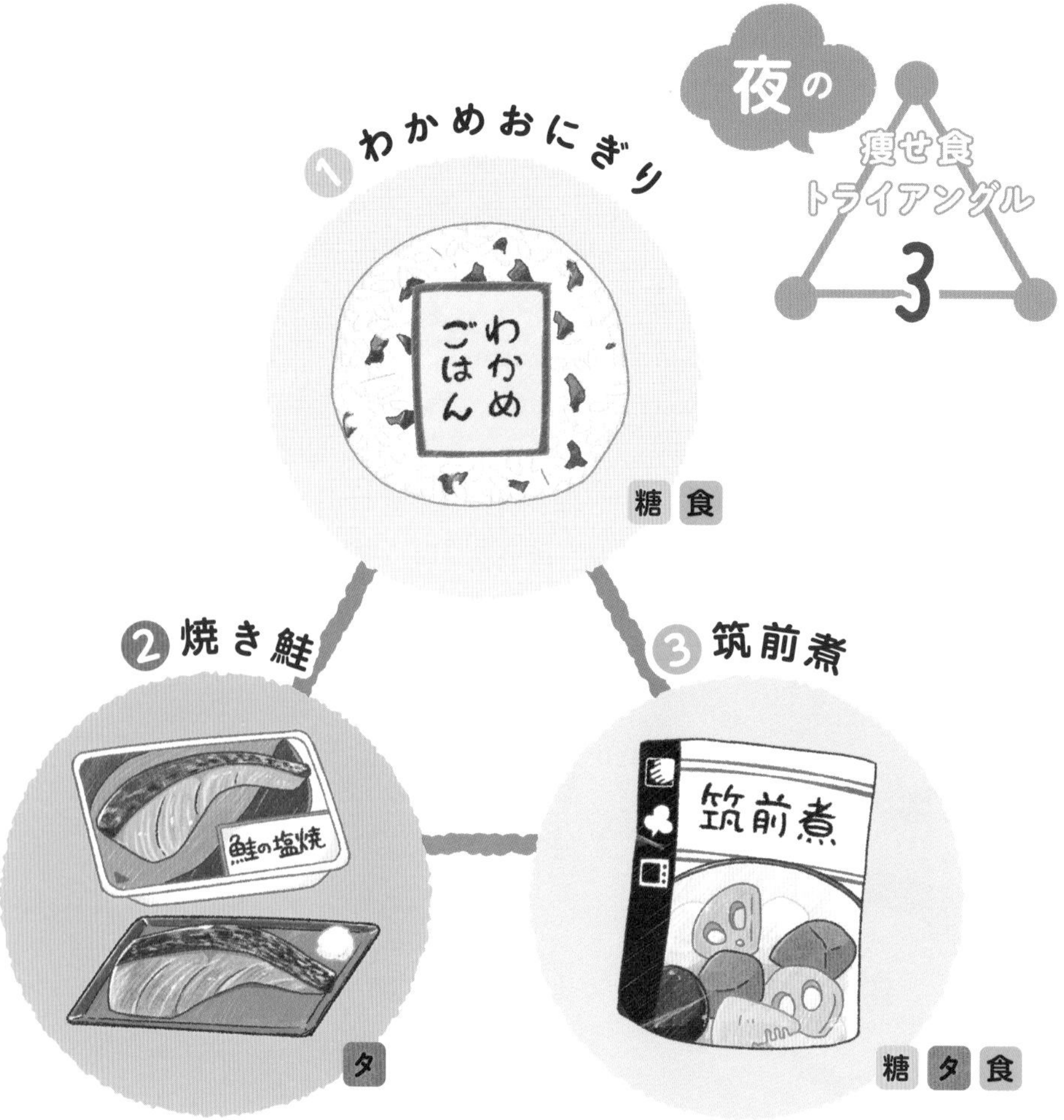

ここまで3つの夜の痩せ食トライアングルを紹介してきましたが、糖質はすべておにぎりにしました。しっかり痩せたい方には、**パンやパスタなどの脂質の多いものより、ご飯がおすすめなのです。**

　わかめには食物繊維が含まれており、糖質と一緒にとることで血糖値の上昇を緩やかにしてくれます。鮭はタンパク質、代謝に必要なビタミンB群も含まれており、ダイエットにぴったりです。

オススメポイント

1 わかめおにぎり

わかめは脂質が低く、低カロリー。食物繊維もとれます。代わりにするならおでんのうどん。**ご飯もうどんもGI値は高いですが、コンビニ3品ダイエットのルールにそって組み合わせて食べればOK。**ただ、うどんは塩分が多いので、つゆを全部飲むのは避けてくださいね。

2 焼き鮭

老化防止、美肌効果、抗酸化作用、血液・血管を守る効果もあります。脂肪が少なく、消化もいいので夜にぴったり。

代わりにサバもOK。サバには鉄分も含まれているので、貧血気味の方にもおすすめです。

3 筑前煮

こんにゃくでカサが増し、満足感が得られます。食物繊維が豊富なため、腸内の掃除もしてくれて、ダイエットにぴったり。

代わりにこんにゃくごぼう煮もおすすめ。**よく噛む必要のあるもの、硬い食材を選ぶことで、食べすぎを防げます。**

代わりにコレでもOK！

1 おでんのうどん

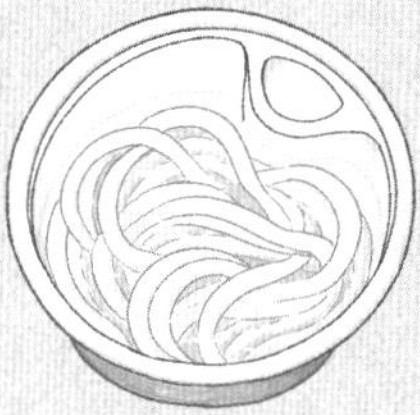

2 サバ水煮缶

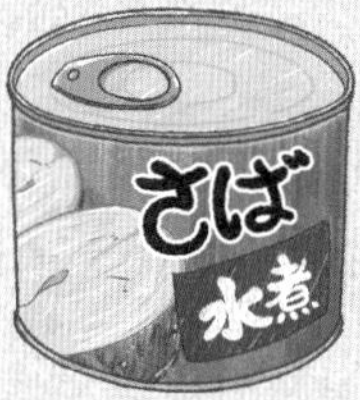

3 こんにゃくごぼう煮

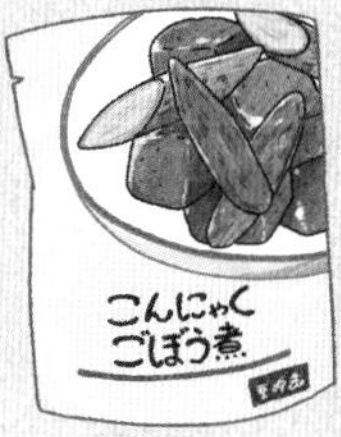

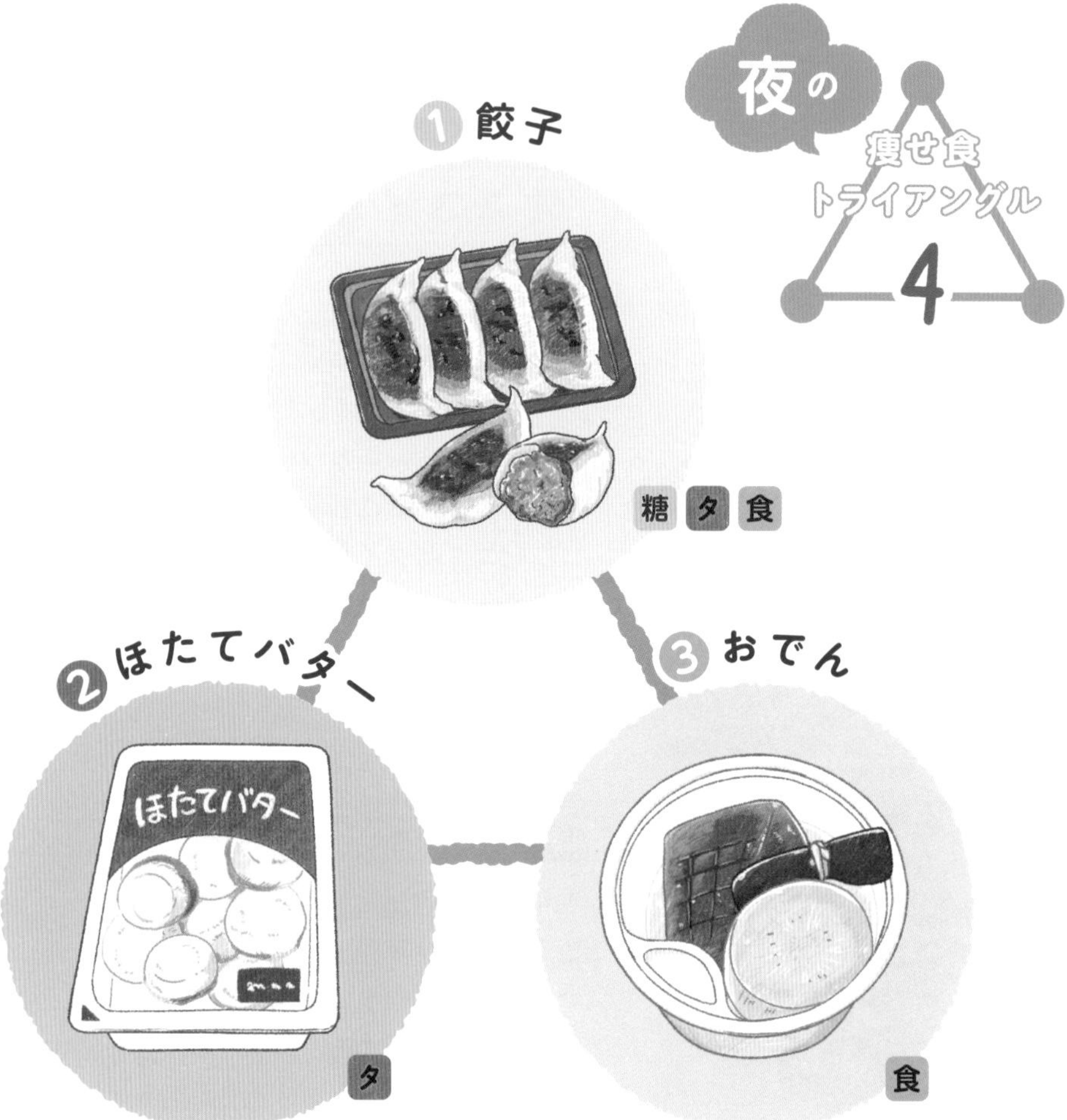

餃子の皮は糖質。中にはひき肉や野菜が入っていますが、タンパク質と野菜が少ないので、他の2品で補います。

おでんは大根、昆布、こんにゃくを選ぶと、食物繊維がとれます。生野菜が苦手な方は、コンビニおでんで野菜をメインに選ぶと◎。

ほたてバターは脂質が多いですが、**ほたて自体は低カロリー・高タンパク質でダイエットにぴったり**。カロリーより素材重視で選びます。

代わりにコレでもOK！

① 水餃子

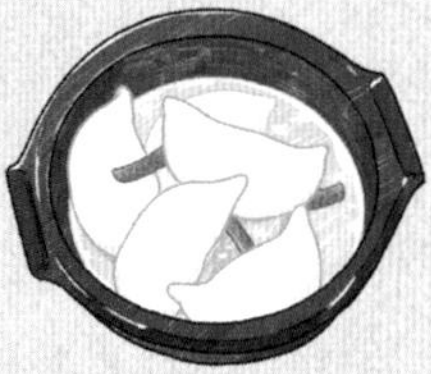

② シシャモ

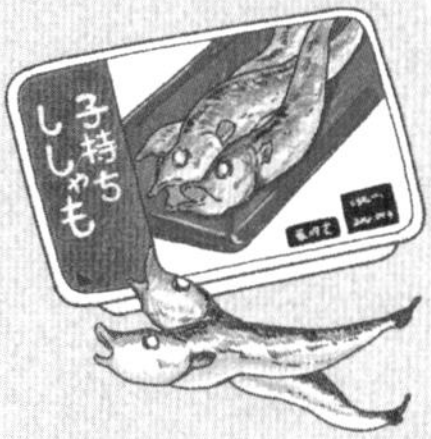

③ ナムル

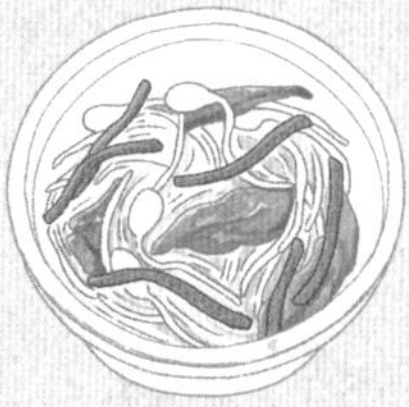

オススメポイント

1 餃子

豚肉は脂肪燃焼効果の働きを持つビタミンBを豊富に含み、ニラ、ニンニクは体を温め、代謝を上げてくれる効果あり。中の具をエビなどの海鮮、鶏ひき肉などにすると、よりダイエット向きです。

2 ほたてバター

ほたては鶏のささみよりも低カロリー。魚を普段食べない方にもおすすめです。うま味成分のイノシン酸やグルタミン酸を含んでいるので、**味覚的にも満足感が出て、食べすぎを防いでくれます**。

3 おでん

おでんは選び方によって、痩せ食トライアングルが完成する優秀なダイエットアイテム！　おでんだけで痩せ食トライアングルを完成させるとしたら、**しらたき、昆布、大根などの野菜で食物繊維、うどんで糖質、ソーセージや厚揚げでタンパク質をとります**。

夜の 痩せ食トライアングル 5

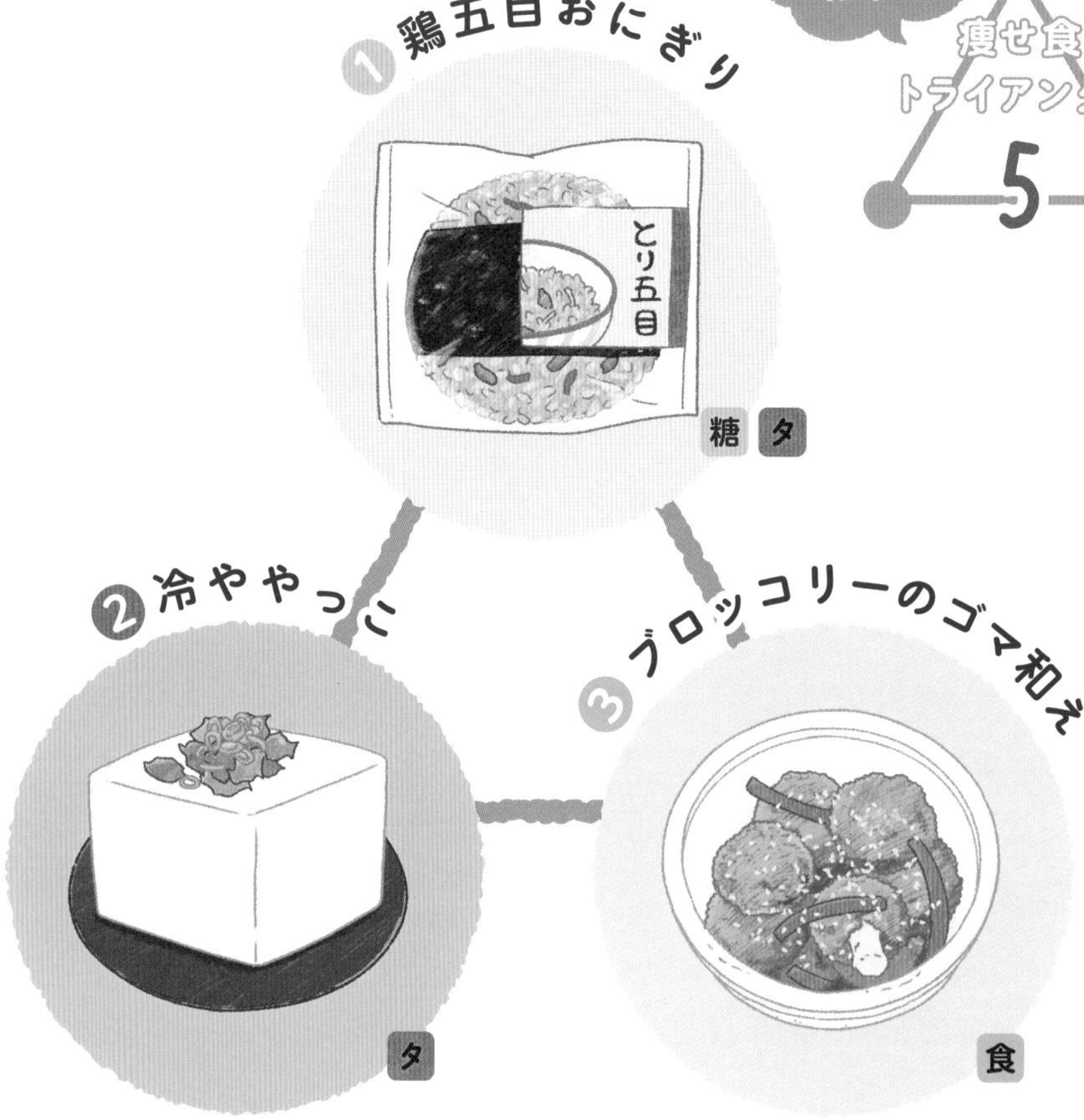

しっかり痩せたい方は、薄味で、シンプルな調理方法のものを選ぶとより効果的。冷ややっこのお豆腐にはイソフラボンが豊富で、良質のタンパク質が含まれています。カロリーも低く、ダイエットにぴったりです。

ただ、さっぱりしている分、食後に物足りなさが出てくるかもしれません。そこで、しっかり味がついた鶏五目おにぎりや、食べ応えのあるブロッコリーのゴマ和えを組み合わせましょう。

代わりに
コレでもOK！

1 ワンタンスープ

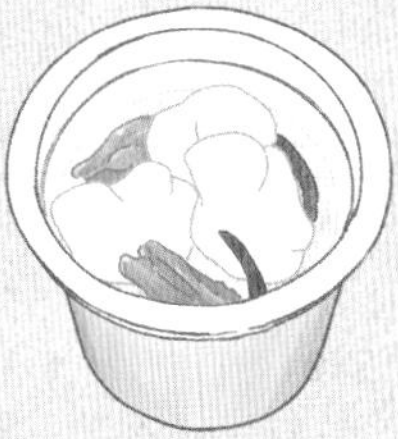

2 豆腐バー

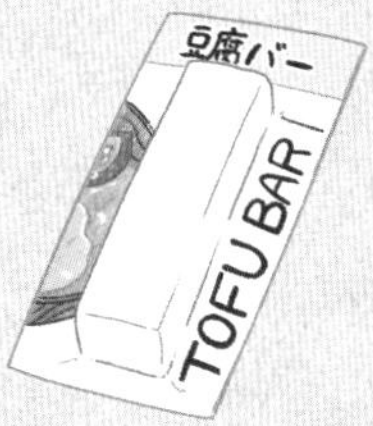

3 枝豆

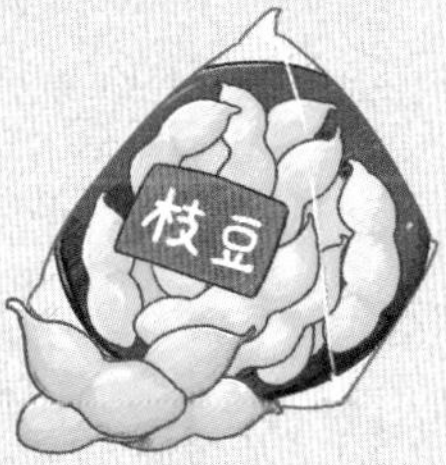

オススメポイント

1 鶏五目おにぎり

さっぱりしたおかずを選んだときに合わせるのにおすすめ。**味がしっかりついたご飯を食べることで、食事の満足感がアップします**。鶏肉が入っているので、タンパク質もとれます。

2 冷ややっこ

夜のメインにお豆腐を選ぶと、なんとなく物足りなさが出そう……という方は、お醤油ではなく、**ごま油と塩で食べてみてください**。油のおかげでコクが出ておいしいですし、満足感も出ますよ。

3 ブロッコリーのゴマ和え

外食が多い方は緑黄色野菜が不足しがちなので、野菜の種類を選べるときは、緑黄色野菜を選んでみて。お酒を飲む方、お菓子などの間食が多い方にもおすすめです。ゴマ和えのゴマには良質な油が含まれていて、便秘解消にも効果あり。

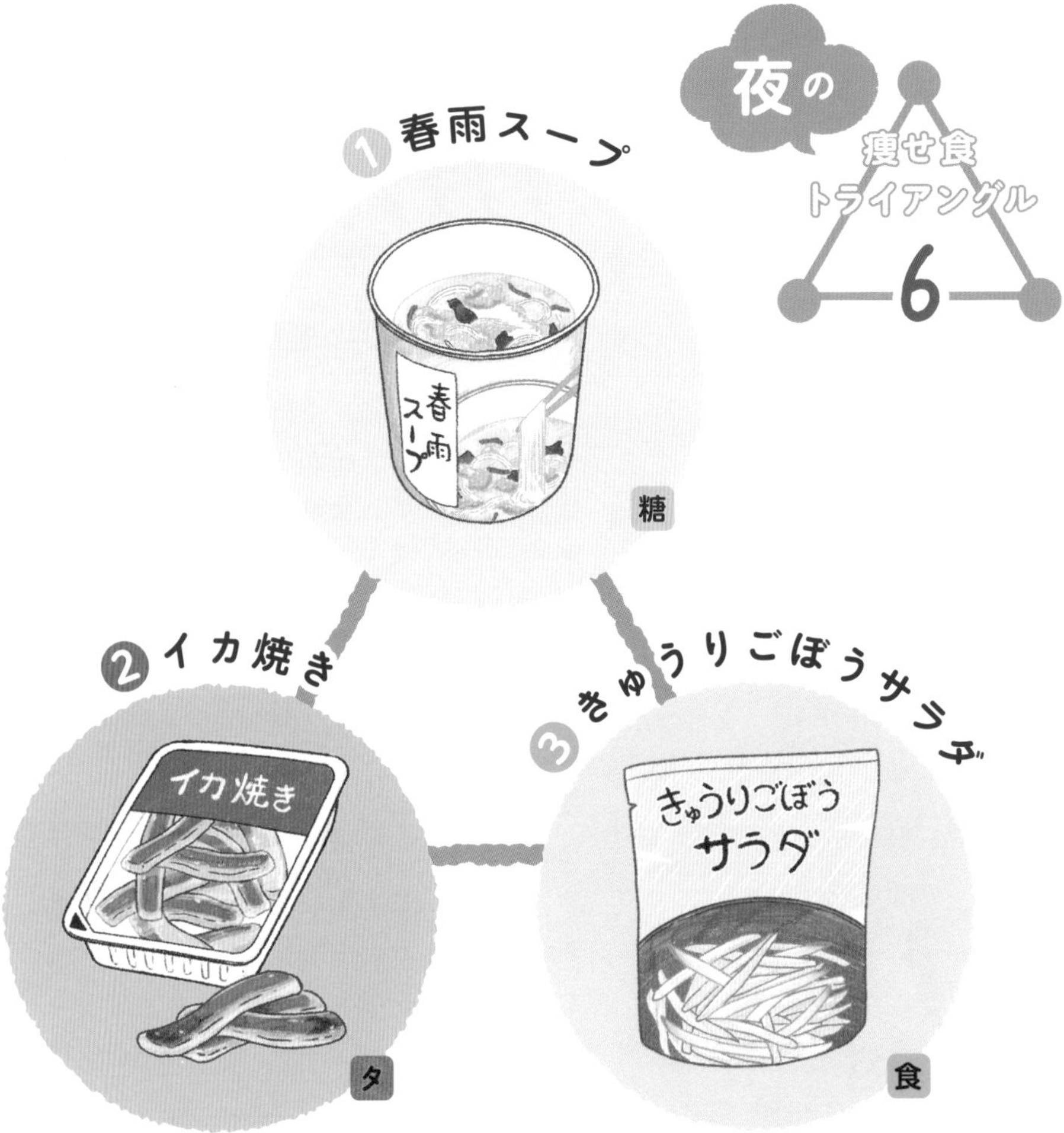

夜も麺類を食べたい！という方におすすめの組み合わせです。春雨は糖質ですが、GI値が低く、血糖値の急上昇を防ぐことができるため、脂肪にはなりにくいです。

ただ、春雨スープだけでは、タンパク質も食物繊維も足りません。イカ焼きでタンパク質を、きゅうりで食物繊維をしっかり補ってあげましょう。食感の面でも、柔らかい春雨に歯応えのあるイカやきゅうりは、相性バッチリです。

代わりにコレでもOK！

1 そうめん

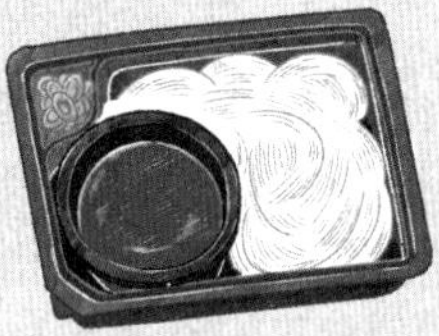

2 たこぶつ

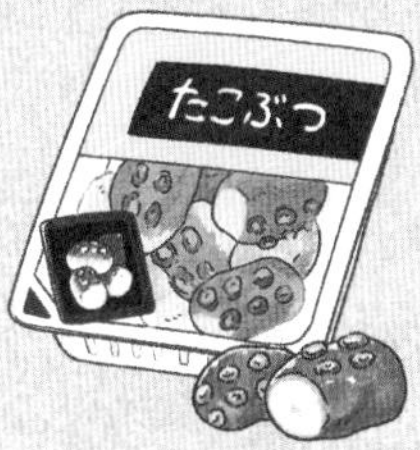

3 ごぼうの煮物

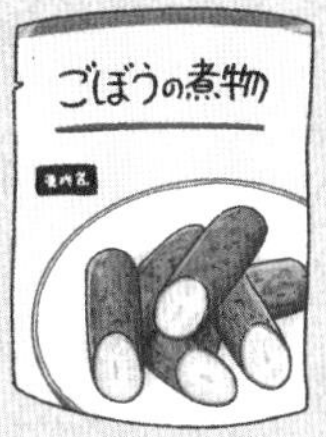

オススメポイント

1 春雨スープ

春雨も糖質なので、食べすぎには注意ですが、麺類が好きな方にはおすすめ。

同じ麺なら代わりにそうめんでもOK。ですが、麺類は噛まずに食べることが多く、早食いになりがちなので、**よく噛んで食べるものを組み合わせてくださいね。**

2 イカ焼き

イカ焼きはシンプルな味付けで、低カロリー・高タンパク質です。代わりにするならたこぶつ。イカ、たこぶつは歯応えがあるので、早食いの傾向にある人にもおすすめです。

3 きゅうりごぼうサラダ

きゅうり、ごぼうともに歯応えがあるので、よく噛んでゆっくり食べましょう。**噛むことで唾液がたくさん出て、消化もよくなります。**

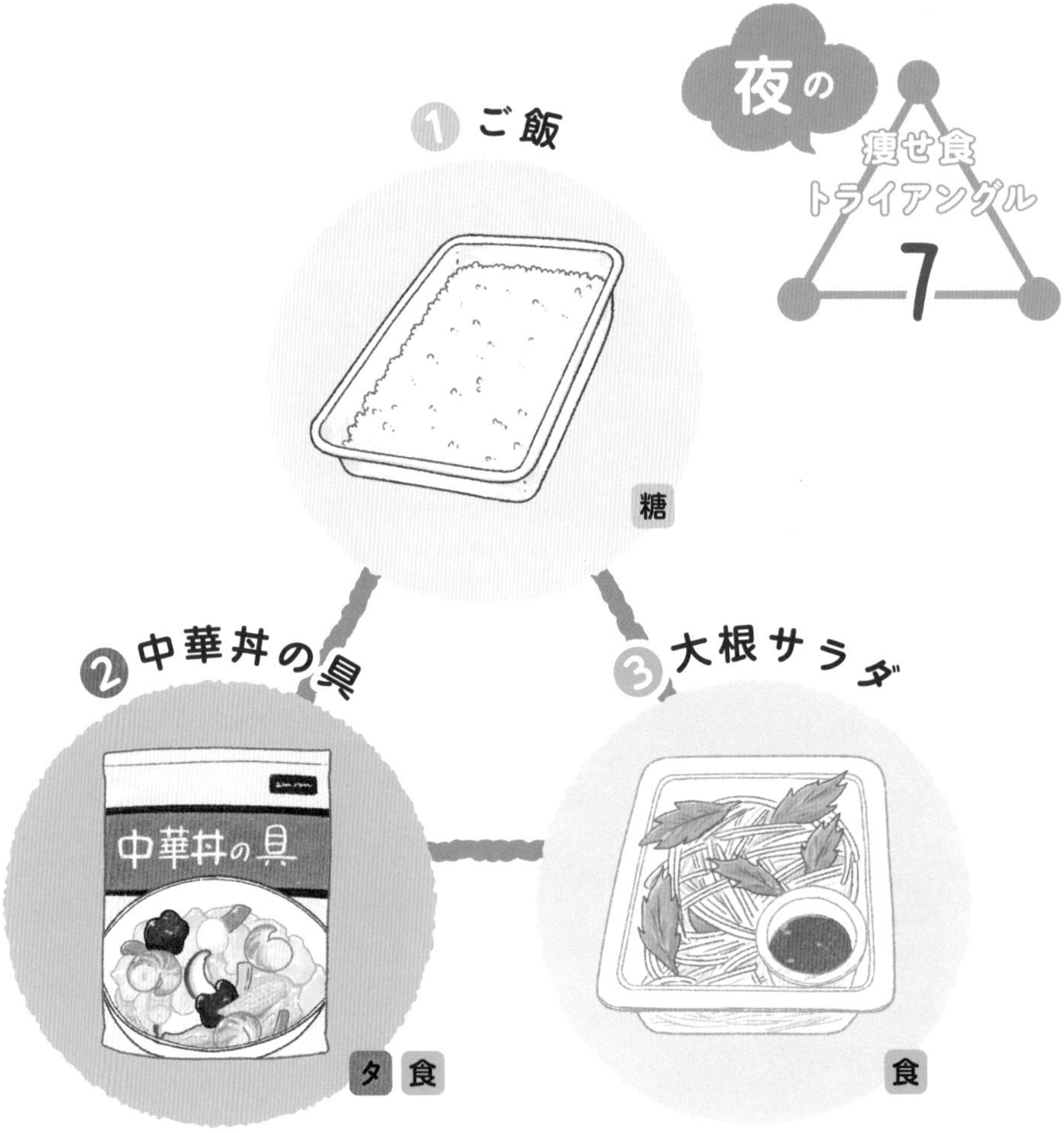

中華丼の具!? と思われた方もいるかもしれませんが、レトルトコーナーに売っていることがあるので、見てみてください。**中華丼の具にはタンパク質の他、野菜も入っているので、野菜不足の方にはぴったりなんです。**

大根サラダは、大根に含まれる消化酵素が消化を促してくれて、胃もたれなどを防いでくれます。胃腸の負担を軽くすることで、より痩せやすい体にしてくれます。

代わりにコレでもOK！

① 塩むすび

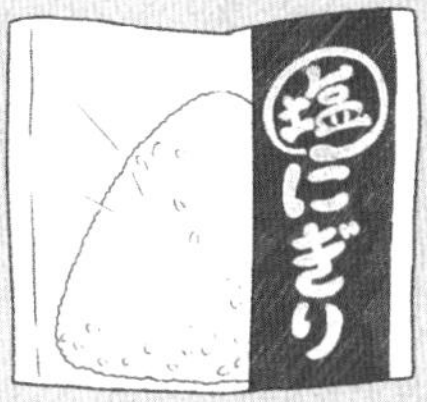

② 豚汁

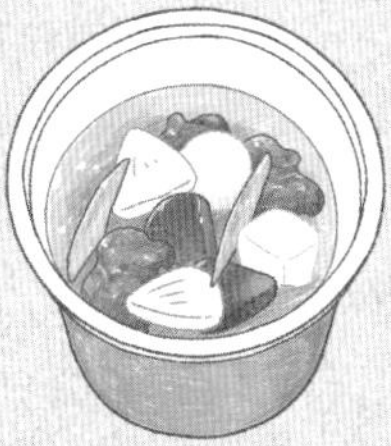

③ 切り干し大根の煮物

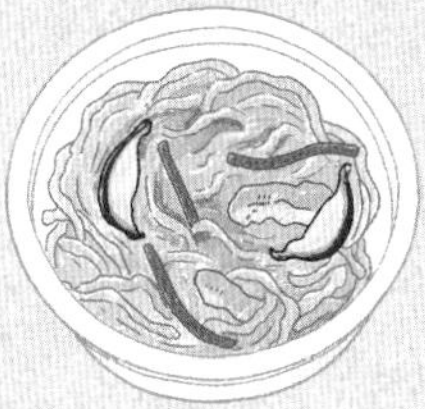

オススメポイント

1 ご飯

パンや麺に比べて、調味料など余計なものが入っていない白ご飯は、ダイエットには一番適した食材です。おにぎりを選ぶなら塩むすびか、具は梅干し、昆布など脂質の少ないシンプルなものを選ぶとよいでしょう。

2 中華丼の具

中華丼の具材にもいろいろありますが、**日頃から肉を食べることが多い方は海鮮系の具材を、普段は肉をあまり食べない方は肉系の具材を選ぶと◎**。ただ、いつも朝起きたときにあまりお腹が空いていない方は、消化のいい具材を選んでください。

3 大根サラダ

大根は不溶性食物繊維が豊富で水分を吸収して膨らみ、腸の運動を活発にし、便通を促す効果があります。塩分を体の外に出す役割を持つカリウムは、むくみ対策にも◎。**ビタミンが豊富なので、生で食べるのがおすすめです。**

夜の痩せ食トライアングル一覧

	糖質	タンパク質	食物繊維
①	ツナおにぎり	肉じゃが	れんこんきんぴら
②	塩むすび	厚揚げの煮物	オクラ長芋和え
③	わかめおにぎり	焼き鮭	筑前煮
④	餃子	ほたてバター	おでん
⑤	鶏五目おにぎり	冷ややっこ	ブロッコリーのゴマ和え
⑥	春雨スープ	イカ焼き	きゅうりごぼうサラダ
⑦	ご飯	中華丼の具	大根サラダ
こんなのもおすすめ	焼きおにぎり	焼き鳥	コールスローサラダ
	細巻き	ニラレバ	切り干し大根の煮物
	ニラチヂミ	たまごサラダ	めかぶ
	いなり寿司	ほっけの塩焼き	具だくさんお味噌汁
	おかゆ	煮卵	ザーサイ
	塩むすび	かに玉風あんかけ	お味噌汁
	ご飯	サバの味噌煮	ブロッコリーとたこのバジル和え

第4章

コンビニ3品ダイエットを続けるコツ

続けるコツ①

満足感を味わえないときは、温かい汁物をプラスする

痩せ食トライアングルの1食を食べたのに、お腹が空く、物足りない……という場合は、**温かい汁物をプラスしてみてください**。温かいものを選ぶことで、早食いを防止できますし、体が温まって体温が上がり、代謝もよくなります。

満腹になった信号を脳が受け取るのには20分くらいかかる、などと言われています。もし20分経つ前に急いで食べてしまうという場合は、温かい汁物を食べ胃を温めることで、**満腹の信号を脳が受け取る前に満足感を味わうことができます**。また、汁物に限らず、温かい食事は冷たい食事よりも満足度が高くなります。

もしも汁物がプラスできない場合は、温かいお茶などもおすすめです。ただし、たくさん汁物を飲むと、塩分のとりすぎになったり、胃液が薄まって消化に影響が出たりします。プラスするときは、１杯程度にするといいでしょう。

痩せ食トライアングル＋温かい汁物で満足感アップ！

朝の痩せ食トライアングル①に、ミネストローネスープをプラス

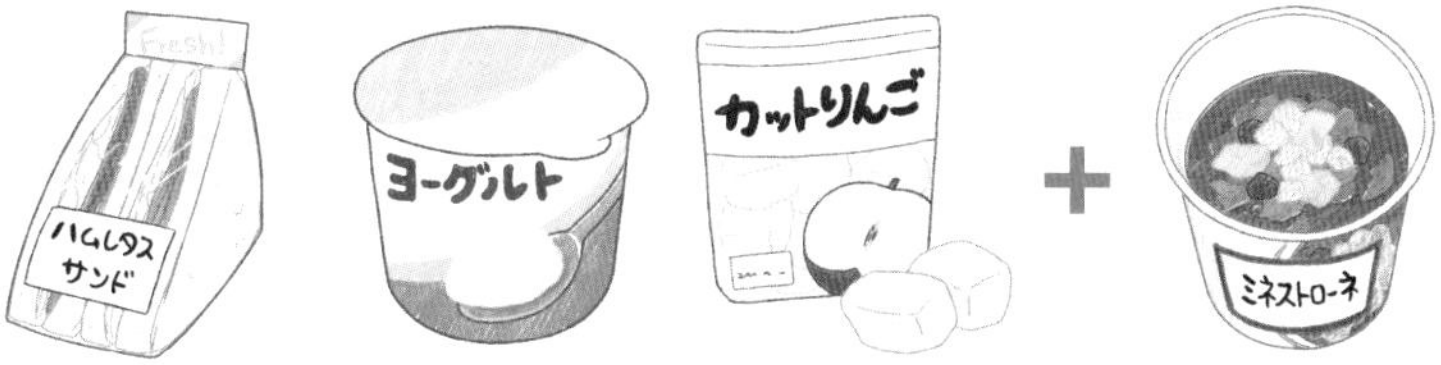

ハムレタスサンド　ヨーグルト　りんご　ミネストローネスープ

昼の痩せ食トライアングル⑥に、お味噌汁をプラス

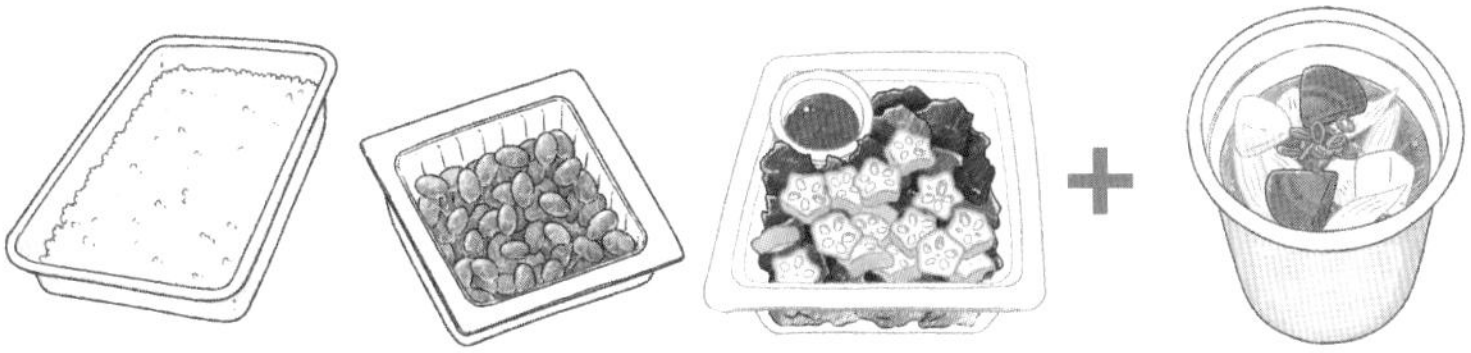

ご飯　納豆　オクラ海藻サラダ　お味噌汁

夜の痩せ食トライアングル③に、温かいお茶をプラス

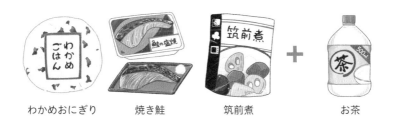

わかめおにぎり　焼き鮭　筑前煮　お茶

続けるコツ②

野菜が嫌いな人は……

野菜が嫌い、苦手な人は、**野菜ジュースで代用してもＯＫです**。ただ、糖分が多く含まれているもの、たとえば果物が含まれていたり、砂糖が入っていたりするものよりは、**トマトベースの野菜だけのもの、砂糖が入っていないもの、できれば塩分も入っていないもの**を選ぶといいです。

生野菜がだめ、サラダは量が多くて食べづらい……という場合、火が通ったものなら食べられることもあります。加熱することでカサが減りますし、独特の苦味などが和らぐ場合もあります。

また、最近は乾燥野菜もいろいろな種類のものが出ています。インスタントスープに乾燥野菜や乾燥わかめを入れるといった工夫をすると、簡単に野菜や海藻などの食物繊維をとることができます。

野菜を食べるコツ

①野菜ジュースで代用する

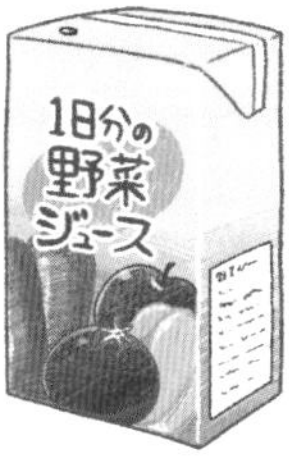

野菜ジュースで代用OKですが、噛まないで飲みこんでしまうので、食事の満足度が低く、ついつい他のものを食べすぎてしまいがち。少量でもいいので噛んで食べる野菜があるほうがベター。

②生野菜ではなく、加熱して食べる

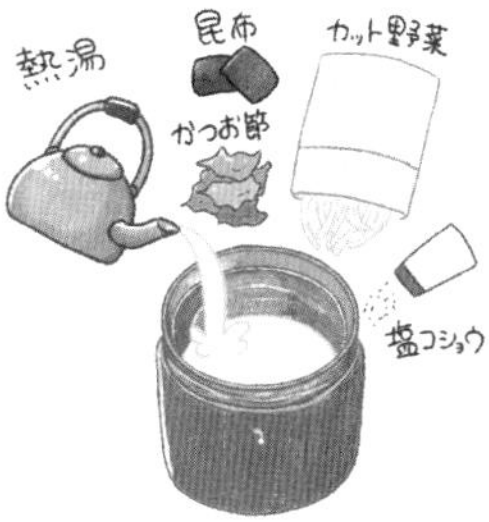

カット野菜も、ちょっと手を加えて食べやすくできます。たとえば、お弁当用の保温ポットに熱湯、かつお節、昆布、カット野菜、塩コショウを入れておくと、お昼にはおいしいスープに変身！

③乾燥野菜をスープに入れる

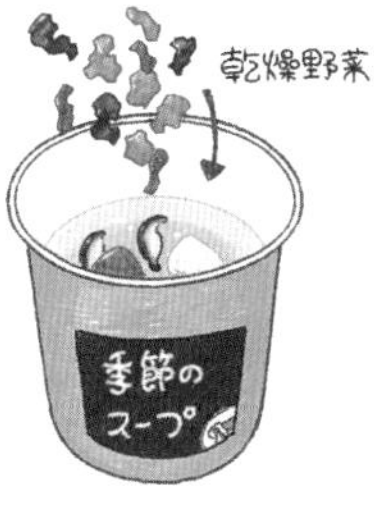

乾燥野菜や乾燥わかめを常備しておいて、コンビニ食のお味噌汁やスープに入れるだけでも、食物繊維を追加でとれます。

続けるコツ③

お菓子を食べたくなったら、温かい飲み物を飲む

実は、お菓子を食べたくなる理由のひとつに、「水分不足」があります。

コーヒーばかり飲んでいて水を飲んでいない、出かけていて水分補給のタイミングがなかった、忙しくて水分をとるのを忘れている……というときは、**水分不足の状態を、「何か食べたい」という欲求と混同することがあります。**

そこで、一旦ノンカフェインの温かい飲み物を飲んで、様子を見ましょう。それだけで、気持ちが落ち着いたり、食欲が落ち着いたりします。

一方で、普段から「お菓子を食べる」ことと「コーヒーを飲む」ことがセットで習慣化している方は、コーヒーを飲むだけでお菓子を食べたくなる……ということも。そういった場合は、コーヒーから紅茶に変える、もしくはハーブティーにするなど、飲み物に変化をつけて「お菓子習慣」を崩すのもいいかもしれません。

続けるコツ④
お菓子の食べ癖があるなら、別の行動をとってみる

決まった時間にお菓子が食べたくなる、食後に必ずお菓子を食べたくなる……という場合は、**「お菓子の食べ癖」がついているかもしれません。**

そんな方は、**「食べたくなったらお菓子にすぐに手を出す」というのをやめて、間に何か別の行動を入れてみてください。**

たとえば、食べたくなったら、身の回りのものを15分だけ片付けてみる、本棚や食器棚を片付けてみる、といった見た目に変化のあることをする。もしくは、マニキュアをして、手がしばらく使えないようにしてみる、ペットと遊ぶ、15分だけ本を読んでみる……などでも構いません。

お菓子と関係のない行動をとり、いつものルーティーンを崩すことで、食欲が抑えられます。

続けるコツ⑤
どうしてもお菓子が食べたいなら、これを食べる

ダイエット中とはいえ、我慢しすぎるとドカ食いしてしまって、結局ダイエットが振り出しに戻るということになりかねません。そのため、**スイーツは適度に楽しんで、気持ちを満たしながらダイエットするのもひとつの手です。**

今までは毎日食べていたとしたら、1週間に1日だけスイーツ休日をつくることからスタートしてもOK。もし、どうしてもスイーツが食べたくなったら、まずは代用品を食べてから、と様子を見ましょう。

たとえばバナナ、りんご、キウイなどの果物ならコンビニでも手軽に手に入ります。

他にもコンビニで手に入るものとしては、**ヨーグルト、チーズ、牛乳などの乳製品、干し芋、野菜スティックなどの食物繊維、豆乳、ゆで卵、卵焼きなどのタンパク質**がおすすめです。

お菓子が食べたくなったら、これを食べてみて！

①バナナ、りんご、キウイなどの果物

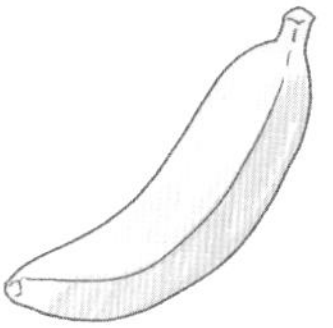
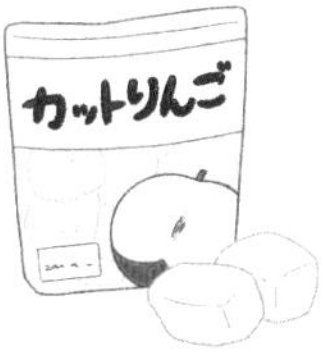

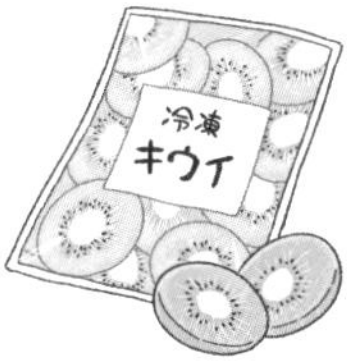

②ヨーグルト、チーズ、牛乳などの乳製品

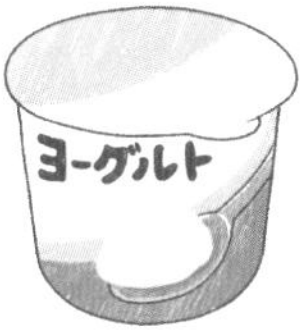

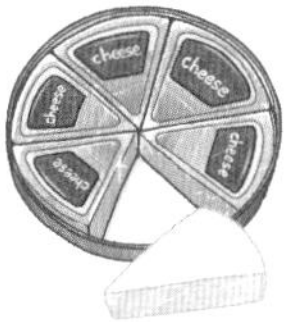

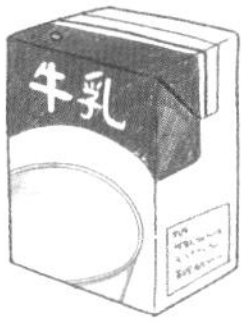

③干し芋、野菜スティックなどの食物繊維

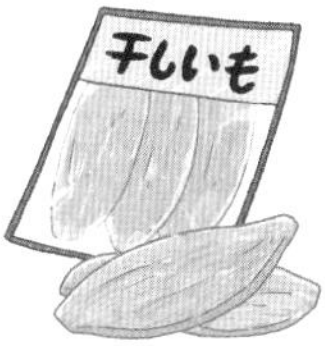

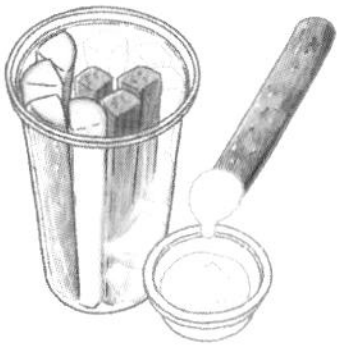

④豆乳、ゆで卵、卵焼きなどのタンパク質

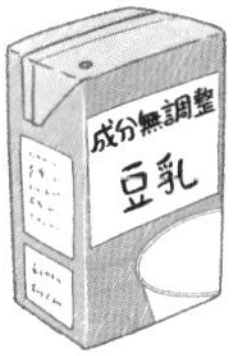

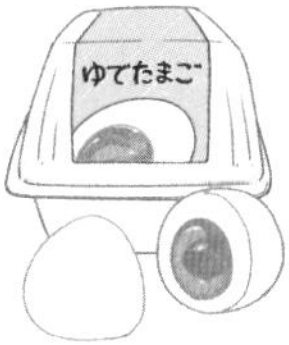

続けるコツ⑥

お菓子は「食べる」を意識して食べる

お菓子を食べたくなる原因には、ストレスや寝不足もあります。ストレスを感じているなら気分転換できる方法を探すこと、寝不足と感じたらゆっくり寝る時間をとることが必要ですが、それでもお菓子が食べたいときは、**お昼以降〜夕方までに食べるようにしてみてください。**

そして、なんでもいいから食べるのではなく、**「食べたいもの」を食べる準備をして、「食べる」ことを意識してみてください。**

たとえば、温かいお茶を淹れたりお菓子もきちんとお皿に出したり。**準備段階から、ご褒美の時間として意識して、おざなりな食べ方をしないようにしましょう。**「まあ、いいいか」と後先構わず、なんでもいいから口にすると、満足度も上がらず、食べたことも忘れてしまいますよ。

低脂質で比較的カロリー控えめな おすすめスイーツベスト3

1位 カスタードシュークリーム

2位 チーズケーキ

3位 フルーツ入りゼリー

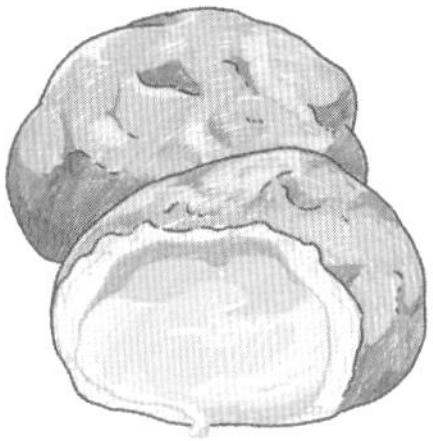
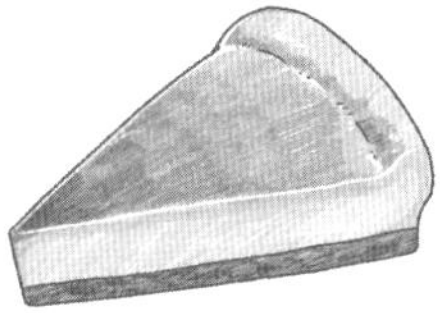
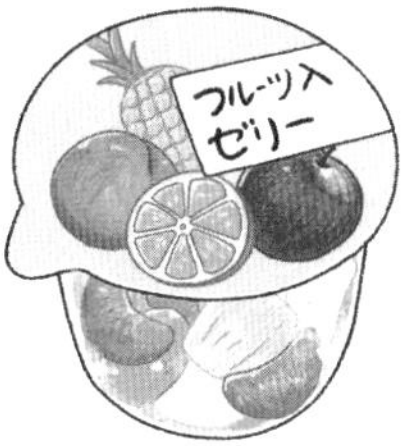

シュークリームは生クリームではなく、カスタードクリームのものが脂肪分も少ないためおすすめ。チーズケーキも、生クリームのケーキに比べて糖質が少ないです。
糖質が少なめのほうが血糖値が急激に上がりにくいです。また、タンパク質が入っているものを選ぶと腹持ちもいいので、満足度もありダイエット向きと言えます。

人工甘味料が入っているカロリーゼロのものばかりを食べるより、カロリーはあっても満足度の高いものを選ぶのがおすすめ。人工甘味料は何を食べても同じ後味になり、また別のものが食べたくなります。

続けるコツ⑦
スイーツを痩せ食トライアングルに入れる裏技

「やっぱりスイーツが食べたい！」と思ったときの、とっておきの裏技もお伝えしておきましょう。**パンケーキやどら焼きを糖質に置き換えて、タンパク質、食物繊維を合わせて1食の食事にしてしまうんです。**たとえば、パンケーキにホットミルクティー、フルーツをプラスする、という方法です。

さすがに毎日はおすすめできませんが、あまりに甘いものを我慢してストレスが溜まってしまうようであれば、こういった「ご褒美トライアングル」を1食分の代わりとして取り入れてみてください。

ダイエットはお腹の満腹も大切ですが、「心の満腹」も大切です。「ダイエット中だから」と、好みではない低カロリーのお菓子を食べるくらいなら、たまには食べたいものを（ルールにのっとったうえで）食べて、心も満腹にしてあげてくださいね。

とっておきのご褒美トライアングル

①パンケーキ 糖 ＋ホットミルクティー タ ＋フルーツ 食

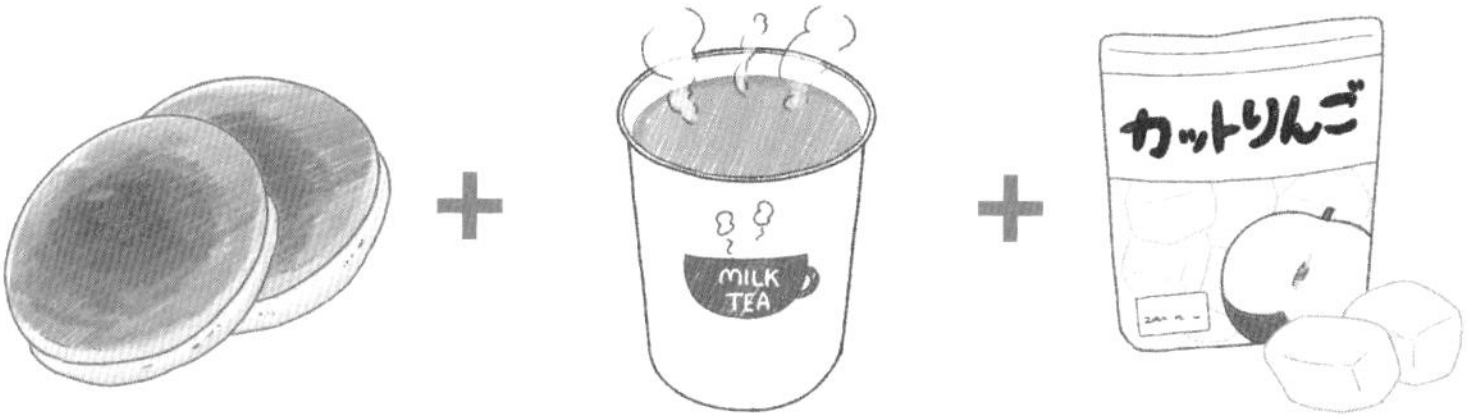

②ワッフル 糖 ＋カフェオレ タ ＋フルーツ 食

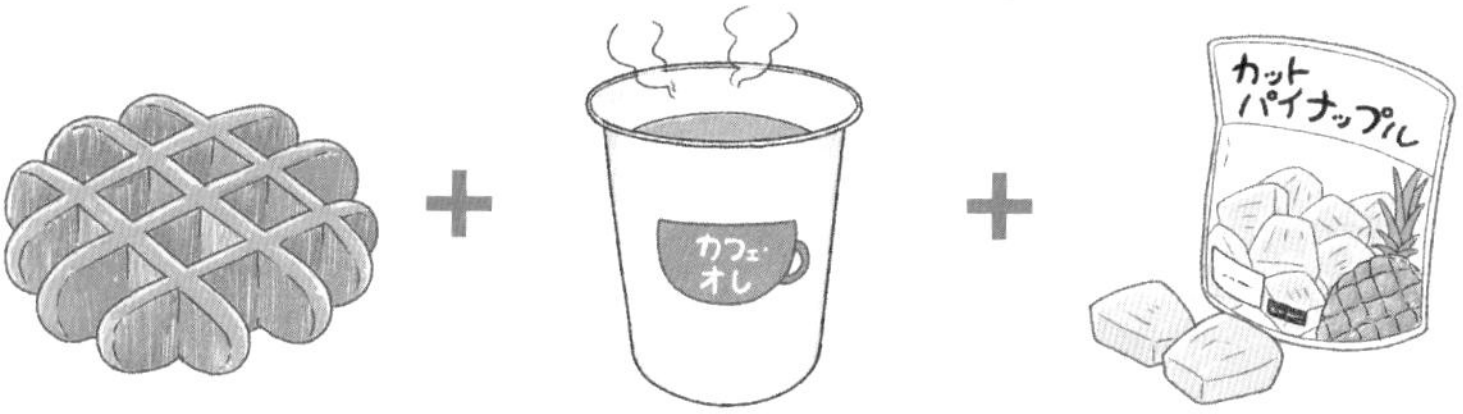

③どら焼き 糖 ＋牛乳 タ ＋フルーツ 食

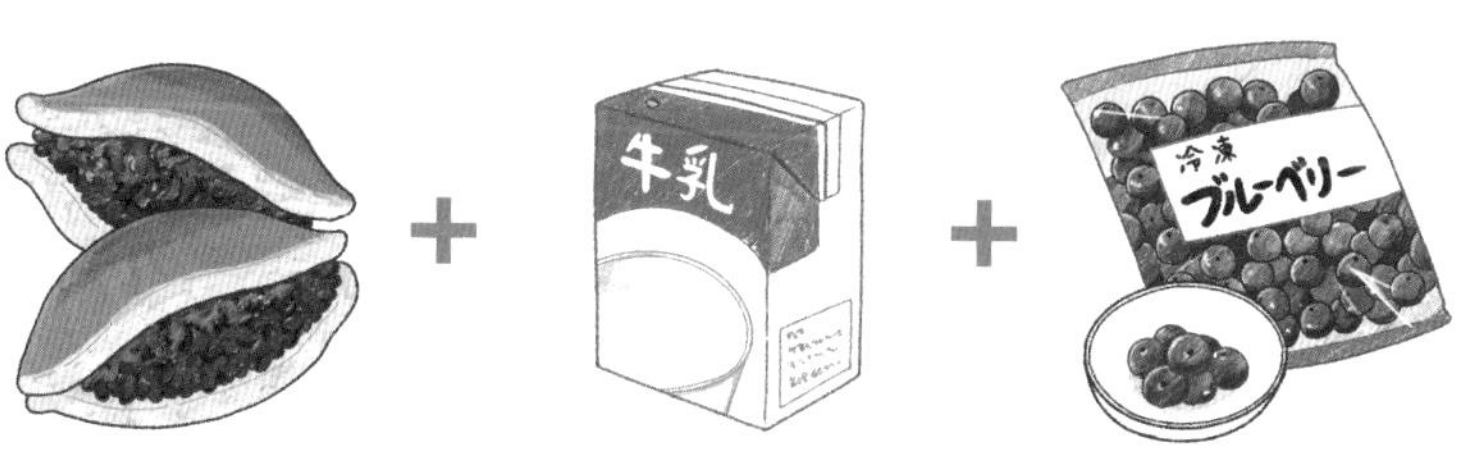

続けるコツ⑧
アイスを食べたくなったら、フローズンヨーグルト！

1年中おいしく食べられるアイスクリームですが、ダイエット的な視点で言えば、もちろん食べすぎはNG。ダイエットを始めて2週間くらいは、頻度は控えめにしていただきたいです。甘いものが習慣化している方も多いので、まずは2週間ほどを目安に控えてみると、その習慣がなくなったり、今までよりとても甘く感じて半分食べるくらいで満足できたりすることもあります。**味覚が変わるのを感じてみてください。**

それでも食べたくなったら、**無脂肪・無糖のヨーグルトを凍らせた「フローズンヨーグルト」**がおすすめ。甘味料は冷やすと甘みを感じにくくなります。そのため、甘味料入りのヨーグルトを凍らせても、あまり甘みを感じることがなく、追加で甘味料を加えてしまうことになりがち。**無糖のヨーグルトを凍らせ、あとからメープルシロップやハチミツをかける**ほうが、甘味料が少なくて済みます。

フローズンヨーグルトの作り方

①無脂肪・無糖のヨーグルトを冷凍庫に入れて凍らせる。

②凍ったヨーグルトを取り出したら半解凍にする。

③メープルシロップやハチミツなど、ミネラルが含まれた甘味料をかけて完成！

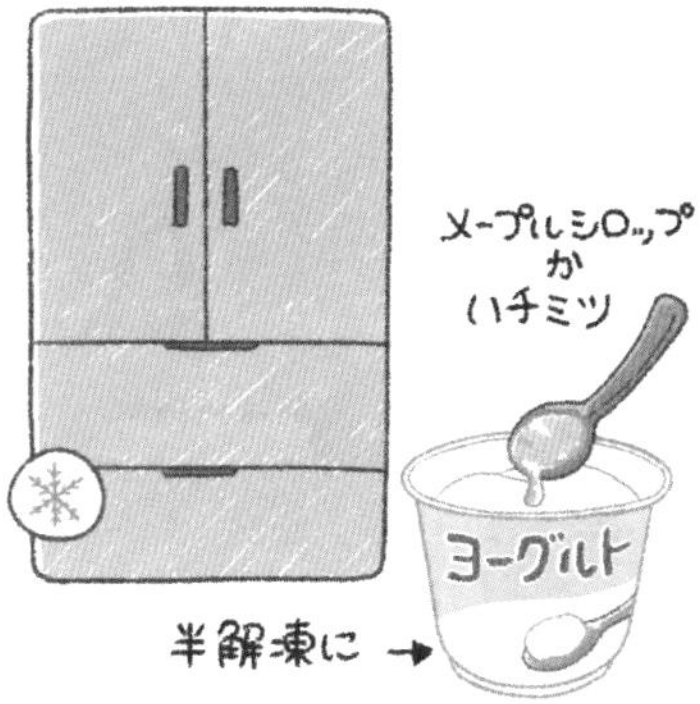

甘みは舌の先で感じます。フローズンヨーグルトの一番上に甘味料をかけることで、口に入れて最初に甘みを感じることができます。

続けるコツ⑨

コンビニの飲み物はノンカフェインを選ぶ

外出すると水を飲む機会がなく、カフェに入ればコーヒーばかり飲んでいる、会社でコーヒーを飲むことが多い。当てはまる方は、水分不足になっているかもしれません。コーヒーには利尿作用があります。排尿の際に利尿作用の調整をするカリウムも一緒に体の外に出てしまい、水分の調整ができなくなる可能性もあります。

そこで、**飲み物を選ぶならノンカフェインのものを選びましょう。**一番のおすすめは常温のお水か白湯です。なければ麦茶、ハーブティーなどもいいですね。

ちなみに、食事と一緒にコーヒーを飲むと、コーヒーの成分で鉄分の吸収が阻害されて、貧血になる可能性も。**貧血で痩せにくい、というのは、延べ1000名以上の方にアドバイスをしていて、とても感じています。**コーヒーをよく飲む、食事中にコーヒーを一緒に飲んでいる、という傾向にある方は、貧血であることが多いです。

続けるコツ⑩
コンビニで、これは買ってはいけない！

今やコンビニに行くとなんでもありますが、買うのを避けてほしいものがあります。まず、カロリーゼロの甘味料を使ったゼリーやドリンクです。カロリーゼロをうたう甘味料は、砂糖と比べて100倍以上の甘みがあると言われています。そのため、人工甘味料に慣れてしまうと甘みに対する味覚が鈍ってきて、また甘いものが食べたくなる傾向があるのです。**カロリーがないという安心感からいつも口にしていると、甘いものを食べる習慣がついてしまいます。**習慣化しないよう、食べたい・飲みたいときは「たまに」がおすすめ。甘味中毒から卒業しましょう。

また、プロテインバーも危険です。プロテインバーはタンパク質はとれますが、食物繊維と糖質が不足しがち。腹持ちが悪く、お腹が空いてあとから何か食べてしまうとしたら、結果的に食べすぎ&カロリーのとりすぎになってしまいます。

続けるコツ⑪
お腹の空かせすぎはドカ食いの元

ダイエットでお腹を空かせると、頑張っている実感があり、痩せそうな気がします。が、実際に我慢しすぎると、次の食事で歯止めが効かなくなり、ドカ食いしてしまう可能性も……。

そのため、食事を抜くより、**食事をしたうえで、ある程度お腹が空いたら次の食事をとることがおすすめ。**痩せ食トライアングルで3食しっかり食べることで、自然に次の食事までにお腹が空くようになっていきます。

もしお腹が空かない場合は、量が多すぎるか、消化の力が弱いのかもしれません。量を調整してみるか、消化しやすいものを多めに選んでみてください。

続けるコツ⑫

体重の増減は気にしない

食事を抜いたり、極端なダイエットをしたりして、一日二日で痩せたとしても、そのダイエットを続けることは難しいです。ダイエットというのは、1キロ減らしたいだけだから早く痩せよう、というのではなく、**なるべく自然にゆっくり減らす。気づいたら痩せていて、きつかったデニムがするっと履けるようになったというのが理想です。**

また、体重が減ったときも、その内容がとても大切です。たとえば、

・体重が3キロ減って、体脂肪率が1％減った場合
・体重が1キロ減って、体脂肪率が3％減った場合

この2つでは、後者のほうを目指してほしいのです。

体重を測るたびに、「あ、減ってる」「あ、増えてる」と一喜一憂しないことが大事です。

続けるコツ⑬

「何を減らすか」ではなく「何を組み合わせるか」を考える

私も、今より15キロ太っていたころは、体重計の数字がその日の機嫌を左右していました。ただの数字なのに、自分自身の価値を決めるような気がしてしまい、体重を測るたびにストレスを感じていました。でも、体重が増えていても、前日の食事が悪いわけではないことが多かったのです。そこで、1週間くらいを目安に様子を見ることで、自然に体重が落ち着いていくのがわかりました。

体重という数字にとらわれず、自分自身が笑顔で毎日を過ごすことで、子どもたちや夫にも優しい気持ちで接することができるようになり、会話も増えました。

「何を減らすか」より、「何を組み合わせて食べようか」と楽しく考えることが、コンビニ3品ダイエットを続ける一番のコツです。食べることを「痩せる手段」としてではなく、「楽しみ」として取り組んでくださいね。

第5章

コンビニ3品ダイエットの種明かし

「食べる量」より「食べるものの組み合わせ」が肝心

お腹が空くからとご飯を大盛りにしたのに、すぐにお腹が空いてしまったことはありませんか？　量よりも組み合わせ次第で、満腹感が続くことがあります。「おにぎりを3個」食べるよりも、**痩せ食トライアングルをそろえた「おにぎり1個、お味噌汁、目玉焼き」を食べるほうが、腹持ちがいい**のです。

ある女性は、いつもお腹が空くので、小さいころから大盛りご飯がやめられずにいたそうです。しかし、痩せ食トライアングルの糖質、タンパク質、食物繊維の3つをそろえて、おかずも一緒に食べることで、普通盛りでも十分腹持ちがよくなり、半年で8キロも痩せました。

普通に考えれば、摂取カロリーより消費カロリーを増やすか、摂取カロリーを減らすことができれば、「痩せる」ことになります。たとえば、

・野菜のカレーライス…800キロカロリー
・野菜のカレーライスにシーフードをトッピング…950キロカロリー

だとしたら、前者のほうが摂取カロリーが少ないので、痩せそうな気がします。でも実際には、後者はトッピングを追加することで栄養バランスが整い、食物繊維と一緒にゆっくり消化していくことで腹持ちもよくなり、次の食事までの空腹具合が変わってきます。

前者のカロリーが低いほうを選んだとしても、途中でお腹が空いてしまい、何か別のものを食べたとしたら、結果としてカロリーは増えてしまいます。もしくは我慢したとしても、「お腹が空いて、我慢するのは辛いな」と、ダイエットへのネガティブな感情が増してしまうのです。

栄養バランスが整えば、代謝が上がり、結果として痩せることにつながります。**カロリーばかりを考えて食べていても、結局は痩せないのです。**

次のページからは、痩せ食トライアングルの糖質、タンパク質、食物繊維それぞれの効能について、より詳しくご説明します。

糖質で、食べすぎを防止する！

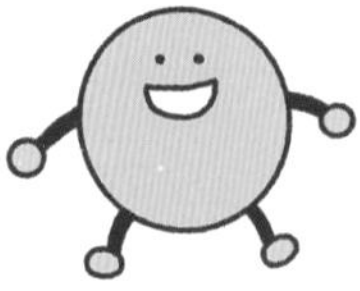

糖質は、私たちの体や脳にとって、大切なエネルギー源です。糖質が体内に吸収されると、ブドウ糖という糖に分解されます。そのブドウ糖が不足すると、集中力が低下したり、脳の働きが鈍くなったりします。スタミナ切れを起こしたり、疲れやすくなったり……ということが起きるのです。

糖質制限ダイエットが流行ったように、ダイエットと言えば糖質を減らしがちですが、**糖質を適量食べることで満足感、満腹感が得られ、食べすぎを防止できます。**

また、糖質を食べることで**体温が上がり、代謝がよくなり、「痩せる」ことにつながっていきます。**

糖質制限などで糖質を制限してしまうと、一時的には痩せるものの、便秘になる方も。お通じが悪い方は、糖質の量が少ない場合がよくあるのです。また、基礎代謝も下がるので、リバウンドもしやすくなってしまいます。

糖質の重要性はわかっていただけたかと思いますが、とはいえ、むやみやたらに食べると太る原因になってしまうのも確かです。

そこで役立つのが痩せ食トライアングル。痩せ食トライアングルのルールに従うことで、糖質の食べすぎを防ぎましょう。

コンビニ3品ダイエットで選ぶ糖質は、ご飯やコーンフレーク、オートミールの他、選び方によっては、ダイエットでは敬遠されがちなパンや麺でも大丈夫です。

タンパク質で、基礎代謝にかかわる筋肉をキープする！

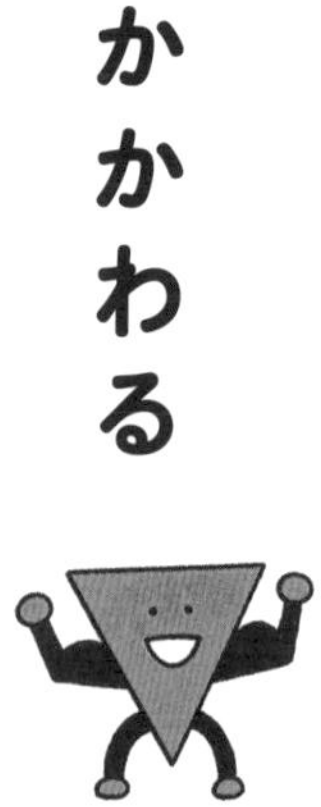

痩せるためには、代謝を上げることが大切です。代謝には、基礎代謝、活動代謝、食事誘発性熱産生の3つがあります。

・**基礎代謝**…寝ていても消費するエネルギー
・**活動代謝**…立ったり、座ったり、運動したりして消費するエネルギー
・**食事誘発性熱産生**…温かいものを食べたり、よく噛んだり、食事の消化吸収の際に代謝量が増大すること

このうち、基礎代謝は筋肉の量で決まります。そのため、筋肉に必要なタンパク質を食事の中に入れることが大切です。

ただし、**タンパク質も、ただたくさんとればいい、というわけではありません。**

とりすぎれば消化に時間を要し、胃腸に負担がかかります。内臓疲労につながったり、タンパク質のとりすぎで腸内環境が悪化し、お通じも悪くなり便秘になってしまったりすることも……。

そこで、ここでも痩せ食トライアングルのルールに従うと、タンパク質だけを食べる、という偏りがなくなり、バランスのよい食事ができます。

栄養は「食べ貯め」できないので、3食に分けてタンパク質をとりましょう。朝は忙しいからとトーストとコーヒーだけにして、夜にまとめてタンパク質の多い食事を食べる、といった食べ方では、栄養のバランスもとれず、せっかく食べていたとしても、痩せることにつながりません。

また、タンパク質には動物性と植物性があり、納豆、豆腐、豆乳などの植物性タンパク質のほうがヘルシーなイメージがあるかもしれません。ですが、動物性タンパク質にもよさがあるため、両方とも食べることをおすすめします。

食物繊維で、腸内環境を整える！

食物繊維は、野菜や果物、こんにゃくや海藻、キノコ類などに含まれます。

朝ごはんは忙しいから野菜なし、昼ごはんも手軽にラーメンだけで野菜は上に乗っているネギだけ、その代わりに夜ごはんにまとめてたくさん食べる……というまとめ食べは、よくやりがちだと思います。

でも、これはおすすめできません。**3食に毎回、食物繊維を取り入れて、コンスタントに食べていただきたい**のです。

食物繊維は、血糖値の急上昇を防ぎ、脂肪がつくのを防いでくれます。余分な脂質や糖を体の外に出してくれる効果もあります。

また、食物繊維が不足すると、胃腸の働きが弱くなり、代謝の機能が落ちて痩せに

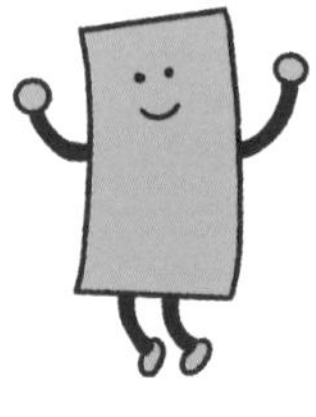

くい体になってしまいます。

さらに、食物繊維が不足して便秘になると、腸内環境が悪くなり、**体に取り入れた栄養がうまく吸収できなくなってしまいます。**結果として、太りやすい体になってしまうのです。

しっかり食物繊維をとって、腸内環境を整えることが、「痩せやすい体」づくりのポイントです。

ただし、逆に食物繊維をとりすぎていてお通じが悪くなる、ということもあります。

野菜ばかり食べている、でも痩せない、お通じが改善しない……という場合は、もしかすると、食物繊維をとりすぎているのかもしれません。

そんな方こそぜひ、コンビニ3品ダイエットのルールにそって、3つの食品をそろえてみてください。自分にとって何が不足していて、何が多いのか、1食の中でそろえてみるとわかってきますよ。

「痩せ食トライアングル」で、さらに代謝アップ！

糖質、タンパク質、食物繊維。この3つにはそれぞれのよさがありますが、一食にそろうことで栄養バランスがとれ、代謝がよくなり、「痩せる」ことにつながっていきます。

糖質は大切なエネルギー源ですが、それだけでは腹持ちが悪く、とりすぎると血糖値が上がり脂肪をためやすくなるため、糖質だけでは体重が増加してしまいます。また、タンパク質は筋肉をつくるのに大切な栄養素ですが、それだけでは、体内でスムーズに代謝することができません。食物繊維も、ビタミン、ミネラルが豊富で体に必要な栄養素ですが、それだけではエネルギーになりません。

この3つがそろうことで、歯車が噛み合うようにお互いをサポートして、「痩せやすい」体をつくってくれるのです。

ダイエットは、飽きない工夫が大事

同じものばかり食べているとどうしても飽きてきて、食べることがつまらなくなってきます。また、同じ栄養しかとれず、栄養も偏ってきます。食事を痩せるためのツールにしない「コンビニ3品ダイエット」なら、バリエーションが豊富なので、楽しんで続けることができます。ご紹介した痩せ食トライアングルを参考に、**自分好みの「糖質×タンパク質×食物繊維」の組み合わせを作り出してみてください!**

ご存じの通り、一日二日では痩せることは難しいため、ダイエットは「継続」が大切です。楽しければ続きます。決して毎食コンビニ食を勧めているわけではなく、本書のルールに基づいて食品を選べるようになれば、**自然におうちごはんもそのルールにそって準備できるようになります。**家族や大切な人とのコミュニケーションツールとして、楽しい食事を続けていけるといいですよね。

おわりに

太っているのに栄養失調と言われた私が、食べながら痩せた方法

ここまでお読みいただき、ありがとうございました。

最後に、少しだけ私の話を聞いてください。私は「特別な知識がなくても、無理な食事制限をしなくても、健康的にスタイルアップできる食事法」を、多くの方々にお伝えしています。日々、健康と美容のためにみなさんのお役に立てることは何かを考え、自身のSNSから積極的に発信しています。

そんな私ですが、もともと痩せていて、健康的にスタイルアップできるような食事をしていたわけではありません。**私の人生は、いつもダイエットと一緒にありました。**

私のダイエット人生のはじまりは、高校生のとき。食べることが大好きだった私は、

パンが目の前にあれば全部食べてしまう、母が用意した法事に出すおまんじゅうを10個以上食べてしまう……なんてことは日常茶飯事。そういう生活で、今より15キロも太っていました。

そんなある日、同級生から「テレビ番組の着ぐるみに似ているね」と言われたのです。年頃だった私は、それはそれは悲しくて、「どうやって痩せたらいいんだろう」と考えました。そして、実行したダイエットが、「食べる量を半分にすること」でした。

今では絶対に選択しないダイエット法ですが、当時はそれでストンと体重が落ち、1カ月で7キロのダイエットに成功。その経験から、**私はダイエットとは「減らす」ことだと勘違いしたまま大人になりました。**

その後、結婚、双子の男児の出産を経て40歳を過ぎたころのこと。一気に太り始め、とうとうXLサイズの服がきついほどになりました。

このままではいけない、そう思った私は、高校生のころに経験した「減らす」ダイエットを始めました。ところが、一時的に体重は減るものの、すぐにリバウンドしてしまい、一向に痩せない。それどころか、髪の毛はパサパサ、爪は割れて、かかとはガサガサになりました。

ついにある日、あまりに体調が悪く病院に行ったところ、急性胃腸炎という診断が。そして血液検査の結果、**なんと「栄養失調」と言われたのです。太っているのに、です。**

3日ほど入院することになったのですが、当時、双子の息子たちは中学生。多感な時期で、お見舞いに来た二人は、黙ってベッドの横に座っていました。面会時間が終わると、静かに病室を出ていく二人。その後ろ姿を見て、後悔しました。

「私が健康でいることは、自分だけの問題じゃなく、この子たちのためでもあるんだ」

「食事を減らしてしまって、こんなところで寝ていて、何をしているんだろう」

そこで、退院後、食事について調べ、学び、ただ量を減らすのではなく、健康的に痩せる食事が一番だと気づいたのです。

ですが、たとえ健康的に痩せたとしても、毎日頑張って食事を3食作らなくてはいけないとしたら、到底継続できません。

私のように忙しい主婦でも、簡単に毎日に取り入れることができる方法はないものか……と試行錯誤して、ようやくたどり着いたのが、**「糖質×タンパク質×食物繊維」の3つをそろえた、今の食事スタイルです。**

実際に、**無理な食事制限をすることなく、断食、サプリ、ハードな運動もなしで、半年で体重は7キロ、体脂肪率は8%も減らすことができました。**

そして、無理なくキープすることができています。

この食事方法を実践していただいた方は、年齢にかかわらず、無理なく素敵なスタイルを維持することができています。

また、**「肌がワントーン明るくなった」「かかとがツルツルになった」「お通じが改善した」**などのお声を多数いただくようになりました。

本書を手にとってくださった方の中にも、「ダイエットをしようかな」と思うものの、運動が苦手、カロリー計算は面倒、甘いものの誘惑には勝てない。痩せたいと思って、食べるものを極端に減らしてしまうことで、ドカ食いにつながってしまう。大変なダイエットで続かなかった。痩せても肌がカサカサになってしまった。……といった経験がある方は、多いと思います。

ダイエットをしたくても、家のこと、仕事のこと、プライベートのことで忙しい毎日を送っていて、ダイエットをする時間やエネルギーにそれほど力を注げない、ということもあるかと思います。

今までダイエットは続かなかった、一度も成功しなかったとしたら、取り組んだダイエットのハードルがちょっとだけ高かったのかもしれません。

ガラスのように心の折れやすい、意志の弱い方でも取り組みやすいように、ルールはとっても簡単。**糖質とタンパク質と食物繊維を、1食の中にそろえるだけ。**

そして、本書では、飽きやすく続かない人でも取り組みやすいように、朝、昼、夜の3食、1週間分の食事例をあげました。

「体は口にするものでできている」。だからこそ、きちんと食べることを習慣にするためのハードルを低くして、3品選ぶ方法に取り組んでみてください。

痩せるだけでなく、体型や見た目にかかわらず、自分が自分を「誇れる」。そして人と比べなくても、自分は自分が好き。そんな状態で日々を笑顔で過ごせるようになる人たちが増えていくことが、私のはげみとなっています。

みなさんが想像した以上の新しい可能性の扉を開くきっかけになればうれしいです。

齋藤好美

巻末付録

コンビニ食品のアレンジレシピ

「コンビニ3品ダイエット」に慣れてきた方のために、コンビニの食品を使って簡単におうちでできるアレンジレシピをご紹介します。電子レンジを活用し、フライパンや包丁といった調理器具はなるべく使わないレシピです。もちろん、「糖質×タンパク質×食物繊維」の痩せ食トライアングルもできています。

本文中の痩せ食トライアングルに飽きてきそう……という方は、アレンジレシピも活用しながら、食事を楽しんでくださいね。

①簡単中華スープ

材料 ザーサイ、袋野菜、カニカマ、いりごま、鶏がらスープの素、水

作り方 鶏がらスープの素を溶かした水にザーサイ、袋野菜、カニカマを入れて、電子レンジで加熱（600Wで2分程度）。最後にいりごまを振って中華スー

プの完成です。食パンをプラスして、痩せ食トライアングルも完成！

②豆腐キムチ鍋

材料 豆腐、キムチ、ザーサイ、もやし、水

作り方 すべての材料を合わせて、電子レンジで加熱（600Wで2分程度）するだけ！　おにぎりをプラスしていただきます。

③台湾風豆乳スープ

材料 豆乳、黒酢、刻みネギ

作り方 どんぶりに黒酢、刻みネギを入れておきます。電子レンジで豆乳を温めて（600Wで1分半程度。温めすぎるとタンパク質の膜ができてしまい、飲みにくくなるので調整してください）、どんぶりに注いで混ぜます。トーストした食パンとサラダと一緒にどうぞ。

④洋風サラダそうめん

材料 アヒージョ（ブロッコリーとベーコン）、そうめん、レタスサラダ

作り方 そうめんを皿に盛り、上にサラダ、アヒージョをのせるだけ！　一皿で痩せ食トライアングル完成です。

⑤タンパク質たっぷりグラタン

材料 ちくわ、魚肉ソーセージ、ピザ用チーズ、冷凍野菜（ブロッコリー）

作り方 ちくわの穴に魚肉ソーセージを詰めて切ります。冷凍野菜をパッケージの表示に従って解凍したら、野菜→ちくわソーセージの順に耐熱容器に盛り、チーズをのせて、トースターで軽く焼きます。ロールパンと一緒にいただきます。

⑥はんぺんトースト

材料 食パン、はんぺん、ピザ用チーズ、マヨネーズ、ブラックペッパー

作り方 食パンにマヨネーズを塗って、はんぺんとチーズをのせて、トーストするだ

け！　仕上げにブラックペッパーをかけるのもおすすめ。サラダと一緒にどうぞ。

⑦タコのトマト煮

材料　たこぶつ、トマト缶、カット野菜、スパイス、塩コショウ

作り方　たこぶつと潰したトマト、カット野菜を耐熱容器に入れ、スパイス（お好みのもの。クミン、コリアンダー、ターメリックなどがおすすめ）、塩コショウをかけて電子レンジで加熱（６００Wで１分半程度。タコは加熱すると硬くなるので、温めすぎに注意）。おにぎりを合わせます。

【著者紹介】

齋藤 好美（さいとう・よしみ）

◉——株式会社イートバランス代表取締役。ビバランスダイエット協会代表理事。

◉——30年間にわたり15キロのダイエットとリバウンドを繰り返す人生の中で、太っているのに病院で「栄養失調」と診断される。その後、食べないダイエットをやめ、朝ごはんの食べ方を工夫するオリジナルのダイエットを実践。その結果、半年で７キロ痩せ、人生が変わる。

◉——栄養の知識がない・時間がない・料理が苦手・普通の主婦だからこそ、いかに効率よく簡単に「栄養バランス」をとることができるかを探求。「ビバランスダイエット」を立ち上げ、３年間で５万食以上もの食事にアドバイスを行い、受講生の約９割が３キロから10キロ以上のダイエットに成功。痩せる以外に、肌ツヤがよくなった、爪が割れなくなった、便秘が解消したなどの体質改善効果の声も多い。

◉——アメブロ１記事で10万PV、ダイエット記録ジャンル１位獲得。本書が初の著書となる。

【監修者紹介】

濱　裕宣（はま・ひろのぶ）

◉——東京慈恵会医科大学附属病院栄養部 部長。一般社団法人 栄養まるごと推進委員会理事長。

◉——給食栄養管理と臨床栄養管理をバランスよく機能させ、患者の立場に立った食生活の向上指導にあたる。『慈恵大学病院のおいしい大麦レシピ』（出版文化社）、『その調理、9割の栄養捨ててます！』（世界文化社）など、同病院栄養部監修による多くの健康レシピ本にかかわる。「世界一受けたい授業」、「ヒルナンデス！」（いずれも日本テレビ）、「めざましテレビ」（フジテレビ）をはじめ、多くのメディアにも出演。また、「栄養まるごとプロジェクト」の活動で、学校給食での「皮ごと食べる文化」を広めている。

カロリー気《き》にせず食《た》べて健康《けんこう》に痩《や》せる　コンビニ3品《ぴん》ダイエット

2024年１月５日　　第１刷発行

著　者——齋藤　好美
監修者——濱　裕宣
発行者——齊藤　龍男
発行所——株式会社かんき出版
東京都千代田区麹町4-1-4 西脇ビル　〒102-0083
電話　営業部：03(3262)8011㈹　編集部：03(3262)8012㈹
FAX　03(3234)4421　　振替　00100-2-62304
https://kanki-pub.co.jp/

印刷所——シナノ書籍印刷株式会社

ISBN978-4-7612-7711-6 C0077